Want Bonus Goodies?

Email us at GiftLofty@gmail.com

Title the email "Best puzzle" & let us know you bought this Puzzle book.

Easy **Sudoku** Puzzles

500+ Easy Sudoku Puzzles

Robert Mead

A Special Request

Your brief Amazon review will really help us. Please, go to the Amazon store and help Review this book right away.

Thank You!

Contents

Introduction

Cut the pages out!

This book is made with a very wide middle margin so that you can easily tear out or rip the pages. Many people find it convenient to solve the puzzles when they tear out the pages.

Overview

Each 9x9 grid puzzle contains 81 cells or squares – there are nine horizontally arranged lines of squares, nine vertically arranged lines of squares and there are nine smaller 3x3 grid squares or block outlined by a darker line – with few cell already filled in.

The Objective is to fill the 9x9 grids so that every column, every row and each 3x3 grid Square that makes the large grid contains digits 1 to 9 with no repeat.

Rules

Each puzzle has some numbers already on the grids as shown bellow and it's up to you to fill in the other numbers. Figure out where the missing digits between 1 through 9 should appear in the empty cell or squares of the puzzle. No number can be repeated in any row or column or inside an outlined box.

How To Solve

Sudoku is a logic base game, so do not guess the missing digits. Scan the row, the column and across the 3x3 square to eliminate numbers and end up with a single possibility. If you send us an email, we will send you other important tricks and advance techniques to solve Sudoku puzzles.

A completely filled puzzle should look something like the one below. Notice that digits do not appear twice down any column, across any row or within a 3x3 block. Each of the Sudoku puzzles has its own unique solution.

COLUMN

6	1	8	5	7	9	2	3	4
5	2	3	1	6	4	8	9	7
7	4	9	3	8	2	6	1	5
8	3	1	9	4	7	5	2	6
2	7	4	6	3	5	1	8	9
9	5	6	8	2	1	4	7	3
4	8	5	7	1	3	9	6	2
3	6	2	4	9	8	7	5	1
1	9	7	2	5	6	3	4	8

ROW

BLOCK

Puzzle 01

						5		
					5		3	9
9			1	4			6	
5				8		2		
6			9		4			3
		3		6				1
	8			1	3			7
3	6		8					
		7						

Puzzle 02

		9	6					
7		3	2					9
		2	7		4			8
	7							
4		5				9		7
							6	
9			4		5	7		
6					7	3		1
					9	2		

Puzzle 03

	2		9					
	9						4	
1	5				3			9
8	6			7			2	
		9				8		
	3			4			9	1
7			1				3	2
	4						8	
					8		7	

Puzzle 04

		8	3	7		2		1
	2	6			8			
		5	6					
	1		9				8	
	4				1		3	
					6	4		
			8			7	2	
8		4		2	7	6		

Puzzle 05

						5		9
					3		6	1
	3	2		9				
	1		6		8	7		
9								4
		6	9		4		2	
				6		8	4	
7	5		8					
1		8						

Puzzle 06

	7					9		
		5			3			
	4		8		9	6		
				4			6	3
5		7				8		9
4	6			5				
		3	7		6		8	
			2			1		
		2					7	

Puzzle 07

2							4	6
7	1			4		5		
	9						3	
			9			2	1	
			1		8			
	3	8			7			
	2						8	
		5		1			2	3
3	4							9

Puzzle 08

			4			1	6	
	7					3		
			5		2		7	
	5	4						6
	6	2				7	4	
3						9	2	
	4		1		6			
		8					1	
	2	3			7			

Puzzle 09

			3	8				
	3			2	1			
1	5							
8					9	6		
6		7				4		5
		9	1					3
							6	9
			2	7			1	
				5	3			

Puzzle 10

6			3	7			5	9
						6		7
	8				1			
	5					2	9	
			5		4			
	9	8					4	
			4				7	
5		7						
1	3			2	9			8

Puzzle 11

7					2		3	
	5			1	9			
		9	7					
		1		4				6
8		7				1		5
9				2		7		
					5	8		
			1	6			9	
	2		9					4

Puzzle 12

9	5		7					
					5	2		
6	7					3		
	3	1		6		7		
	9						4	
		8		1		9	3	
		5					9	1
		6	9					
					3		2	7

Puzzle 13

	5	3						8
						3		9
6					5	4		
9		1			2			4
			8		7			
4			1			5		3
		6	4					2
5		9						
1						6	8	

Puzzle 14

	2			4	6			1
		8						9
		6		9	2			
6	4						9	
		5				2		
	3						6	5
			2	8		4		
5						9		
8			1	3			7	

Puzzle 15

		9	7			2		
6				4			9	
			2					
	9					5	8	4
3		6				1		2
8	5	7					6	
					1			
	2			9				5
		8			6	3		

Puzzle 16

						8		1
				2		4	5	
4				1	8	2		
5		3						
		6	2		3	7		
						6		9
		7	6	5				2
	5	4		7				
1		9						

Puzzle 17

			4					1
					1	5		9
1	6		2	5		3		
4								2
	3						1	
5								3
		4		3	8		2	5
7		6	1					
2					9			

Puzzle 18

4					6	9		7
		8			5			
7		6	9					
							1	2
2			7		1			6
8	3							
					9	2		1
			3			8		
3		5	2					4

Puzzle 19

		7	2	9				
5							9	
		1				7	4	
8	4		9	1				
				2				
				6	3		7	8
	5	4				6		
	6							2
				3	6	9		

Puzzle 20

4	7		6					9
	1		2	8				
		9						
	2			6		3	7	
3								4
	4	7		9			2	
						2		
				4	6		9	
8					5		6	1

Puzzle 21

		3				5	2	7
2	1		7			4		
							1	
	5			7	3			
		9				1		
			2	6			9	
	4							
		2			5		3	1
5	6	7				2		

Puzzle 22

		4			9			
3						6		4
	9	1	7	6				
		6		1				
1			4		6			2
				2		4		
				7	1	2	6	
8		7						9
			3			7		

Puzzle 23

1			6	4				
5		2	9					
	7				3			4
7	1	3						
		4				8		
						1	5	7
6			3				7	
					1	3		2
				2	5			6

Puzzle 24

	5	1			6			
		7				5		8
			8		3			
4			5	1		3		
		2				7		
		5		9	7			6
			2		8			
7		9				8		
			9			2	4	

Puzzle 25

						6		
7			6	3				2
		2		1	8	5		
3			5			8		
	1						6	
		9			6			5
		5	4	7		9		
9				6	3			7
		8						

Puzzle 26

9			1	6			5	
		4		5				
			8		4	1		3
2		9						
		5				8		
						4		1
3		6	4		5			
				8		6		
	4			2	1			5

Puzzle 27

		3		7				
			9	4		7		
8			5			9		
	1				4			3
6	4						1	8
7			1				6	
		5			9			7
		4		6	2			
				8		6		

Puzzle 28

7					1			3
		9	6		8			
		1			9		5	8
					2		6	
5								1
	1		3					
9	3		4			2		
			9		5	7		
1			7					4

Puzzle 29

3					5			
6			3					
8	4			1	6			
	1				8		9	
4		6				3		1
	3		1				4	
			2	5			1	4
					4			9
			8					2

Puzzle 30

3	9	2			5			
			2					9
				6			1	
		6			3		9	
7		4				6		8
	1		8			5		
	3			1				
5					4			
			5			9	7	2

Puzzle 31

	6	8						7
				3	9			
			8				5	3
	3		9					6
		5	1		3	7		
1					2		3	
7	1				4			
			2	5				
8						3	6	

Puzzle 32

			1			5		3
		8			3		1	
	2				5			4
1			4		6			
				7				
			2		9			7
2			3				6	
	4		8			9		
9		5			4			

Puzzle 33

		4		8				1
1		2					6	
		8	4	9	1			
							5	2
			3		4			
4	5							
			9	1	3	2		
	6					1		7
2				4		9		

Puzzle 34

		4						6
			5	7			8	
	2		3					9
		3		8	5			
9		8				7		3
			2	3		4		
3					7		4	
	6			2	1			
1						9		

Puzzle 35

							9	
6		7	1			4		
	9			2	3		1	
	4				7			
8			4		1			7
			9				6	
	7		6	3			5	
		3			4	9		2
	8							

Puzzle 36

					3		8	
3			5				7	4
	2		6					5
4		5		2				
			8		5			
				3		9		1
6					4		9	
2	8				9			7
	1		3					

Puzzle 37

5		7			8			
	2		7	1			4	
						2		
9		1			3			6
			4		7			
4			8			3		9
		3						
	5			8	4		9	
			9			8		3

Puzzle 38

6			8				9	
			3			1	5	
		1						2
			7		6	3		
		9				2		
		2	4		3			
1						4		
	5	6			7			
	3				5			6

Puzzle 39

	2					7		9
1			3					
				2	6			
	6	2		3			8	
3				4				6
	7			1		9	3	
			1	5				
					2			1
8		4					9	

Puzzle 40

5	4				2			
		6	3					
2				8	4		3	
		8					6	1
		1				7		
7	5					8		
	3		9	6				7
					1	2		
			8				4	5

Puzzle 41

	3		9	2				6
9								
8								4
	9				1	5	3	
	7		4		3		2	
	8	1	2				6	
4								1
								2
1				6	2		4	

Puzzle 42

				5				
	4	9				6		
6					7		3	
8	5		7		4			
	6						7	
			1		5		8	2
	7		6					8
		3				4	5	
				9				

Puzzle 43

	2	6			7		8	
5		4						7
				5				
		1	3			6		
			5	9	1			
		7			4	3		
				2				
4						7		6
	6		9			2	5	

Puzzle 44

	3			4	1			
	5	9	3					
2				9				
				1			5	7
	7		4		9		6	
1	2			5				
				7				5
					6	1	4	
			8	3			2	

Puzzle 45

		1				8		
			4	5	8		2	
5					6			
	8		3				9	5
1								3
9	7				4		1	
			9					4
	5		7	4	1			
		7				9		

Puzzle 46

		1						
				4	9			3
9	4	7						2
4						9	7	
		5	8		6	2		
	6	2						1
2						1	8	9
5			1	3				
						3		

Puzzle 47

	7	5			1			
	6		7					5
				9	2			
	1						5	4
	4		1		7		9	
9	8						2	
			8	4				
7					5		8	
			3			2	6	

Puzzle 48

				1				
			7			6		
4	1			9	2			
					5	7		6
	8		9	3	7		1	
5		9	6					
			8	2			6	9
		5			3			
				6				

Puzzle 49

	5	2	9					8
			3				1	
	8			4		5	3	
						3	8	
8								2
	7	3						
	3	5		1			6	
	1				4			
6					8	4	2	

Puzzle 50

	9			6		4		
8								
4				2	1			
9					2		7	
	3	2				1	5	
	7		1					9
			4	5				3
								4
		3		7			2	

Puzzle 51

4		7		1				9
	5	3	4			2		
							7	
7			5	8			2	
	9			4	2			3
	1							
		6			4	7	5	
9				6		8		2

Puzzle 52

				3			5	
2							1	
		5	2		9		4	
7				6	5			
		6	1		4	7		
			3	9				2
	9		7		8	4		
	4							5
	2			4				

Puzzle 53

	2		3				8	
3		7		2				
6	5				9			
					7			6
2	3						7	5
9			8					
			9				2	8
				8		9		1
	8				6		3	

Puzzle 54

8			6	2		1		
			1					7
	1	3		5		2		
		8			4	3		
		5	2			6		
		4		7		8	9	
3					8			
		7		9	6			1

Puzzle 55

			3	9		4		5
						9		
			6		4	3		1
4				8			5	
6								9
	5			4				7
3		4	2		7			
		6						
2		1		5	3			

Puzzle 56

1								
		8	4				7	
	4		2		8			3
	6	5			2			7
			8		5			
9			3			1	2	
4			6		1		9	
	7				4	8		
								1

Puzzle 57

7	3					1		
			7					
		9					4	3
	4	5	6				9	
8				2				6
	6				5	4	1	
4	5					6		
					3			
		1					3	2

Puzzle 58

		8		3				
2					8			
		6				8	9	2
	9		5				2	
		7	8		1	6		
	8				6		3	
1	5	3				2		
			7					4
				2		1		

Puzzle 59

				7	5	3		
			6				7	
5	1						2	4
2	7	3		8				
				4		7	8	6
8	9						1	3
	2				4			
		5	9	2				

Puzzle 60

9			6					
4		1						
	3		8				4	9
6		8	2	5				
3								1
				7	8	5		4
8	1				9		2	
						1		6
					5			8

Puzzle 61

						6		9
			2				4	
			3	1	9			
	1	2			4			7
		4	7		6	8		
7			8			2	3	
			9	4	5			
	6				3			
3		1						

Puzzle 62

6	3				9			
	1			7		5	2	
							6	
7					3	1		6
			5		1			
5		1	9					4
	2							
	6	3		1			7	
			7				8	1

Puzzle 63

			7			8		
			4			1		
5	1			2	8	7		
8	2			7				6
3				9			4	2
		3	5	6			8	7
		8			3			
		5			7			

Puzzle 64

			1				6	
	8			5	9	3		
		6				8		
1		9				2		
	4		3		5		8	
		7				4		6
		5				7		
		3	8	6			5	
	1				2			

Puzzle 65

2	5			1			7	
1	4	6						
			2					
				9			8	
6	7		3		1		4	5
	2			4				
					5			
						6	1	8
	8			2			5	7

Puzzle 66

2					7		8	
					3	9		4
8	6						7	
				1		5	6	
			4		6			
	3	7		2				
	2						4	8
9		4	6					
	5		7					9

Puzzle 67

							5	3
8					4			
		4		1		7		
				5			1	9
4		5	2		1	3		6
6	9			3				
		7		6		9		
			8					4
5	1							

Puzzle 68

			2	7		3		9
7		3	4			8		
	1							
4								8
	5		7		3		4	
9								7
							6	
		4			5	9		1
6		9		3	2			

Puzzle 69

	4				3		1	
9							5	7
				1			8	4
4		9			7			
			1		5			
			9			6		8
8	3			5				
6	9							1
	5		2				7	

Puzzle 70

	7				9			
			5	1		9		
6			7					3
		4	3			1		
	9						3	
		1			7	6		
7					3			8
		5		9	4			
			6				1	

Puzzle 71

	7	9			5			
5			7	2				
		4		6		1		
	6					7		8
	4						2	
7		1					6	
		5		7		8		
				5	1			6
			8			3	4	

Puzzle 72

	3	5					7	
	9			7			8	6
				5	1			
2			6			7		9
4		3			7			1
			4	6				
7	8			1			9	
	6					4	1	

Puzzle 73

1				8		4		2
4	8		5					
	3	7						
					6	8		
6			1		2			9
		1	4					
						9	4	
					3		2	5
8		9		6				7

Puzzle 74

5			3					2
	2							
7					8	4		
		8	7				3	
		1	5		3	8		
	9				4	1		
		9	6					1
							8	
8					9			6

Puzzle 75

			2		1	8		
	6			8				1
			3			2		
3	4						7	
6			9		5			4
	9						5	8
		4			3			
8				7			3	
		7	6		9			

Puzzle 76

			7			2		
		8				9		7
	4	2		8	1		5	
			8	4				
4								3
				1	6			
	6		3	7		5	4	
5		1				7		
		4			8			

Puzzle 77

			9	5			6	8
		8						
	6		1	8			3	5
		5						2
			6		7			
4						6		
1	7			3	5		2	
						9		
8	4			9	6			

Puzzle 78

6				4		7	3	
4	5							
		8	3			4		
					3	9		
9			4		8			5
		5	7					
		7			2	1		
							7	2
	8	2		9				6

Puzzle 79

				2			8	
2	6	5					1	
						2		6
	2	9			3			5
			5		6			
6			1			9	7	
4		2						
	7					5	2	8
	3			7				

Puzzle 80

				3				6
		3			1		4	
6	1						5	2
			9	4	3			
	4						8	
			5	1	8			
8	2						6	7
	3		6			5		
9				5				

Puzzle 81

2	7		1	5			6	
						2		
	9	1				7		
	1			7	2			
		3				6		
			9	3			2	
		2				8	9	
		8						
	5			9	8		1	4

Puzzle 82

	5	6	8		7			
3					1			9
								2
					6	3		
	6	5	3		9	4	8	
		4	7					
5								
7			5					4
			9		3	7	5	

Puzzle 83

1		6		8				3
		7	6					
					4			8
	9					3		1
	1		2		6		7	
5		2					9	
9			5					
					8	2		
2				3		1		7

Puzzle 84

		8		6		5		3
1	3		4					
4	5						8	
9			2		1			
			3		6			2
	8						9	5
					3		7	4
7		3		1		8		

Puzzle 85

6	3			9				
	2							4
9		1	5		3			
						5	7	
8	4						6	3
	1	9						
			3		9	4		6
2							3	
				6			1	2

Puzzle 86

		6	9				3	
	8						1	
2				6				5
	6		5					
	5	3	6		9	7	2	
					1		4	
6				3				2
	4						9	
	1				5	3		

Puzzle 87

2		3					1	
			1		6	8		7
				9				5
			5	3	7			
		1				9		
			8	1	9			
6				7				
9		7	3		1			
	8					4		1

Puzzle 88

6		4				2		9
			7		9			
	2					5		
		8						4
	9	3	6		2	8	5	
7						6		
		6					9	
			1		5			
5		9				4		3

Puzzle 89

7	5		9					1
2	8		1					
						5		
		1	7	5			6	3
6	7			2	4	1		
		6						
					1		3	8
9					7		2	4

Puzzle 90

				5	1	3		
	6					9		
		5		7			6	2
	3		7					6
	5						1	
8					2		4	
7	4			2		5		
		3					2	
		9	5	8				

Puzzle 91

7	2						5	
			6	5			2	3
		5						
	6		3			1		
		4	2		7	3		
		1			4		8	
						6		
8	4			3	6			
	1						9	8

Puzzle 92

	2			5				8
	7		6					2
				7			4	
		3	7				2	
5	8						3	1
	4				9	7		
	1			8				
6					3		5	
8				6			9	

Puzzle 93

7	2							1
					3	5	7	
		3			8		4	
			1					
5		2	6		9	7		4
					2			
	7		2			1		
	9	8	4					
6							2	7

Puzzle 94

		9		3				
5			7					2
		1				8	9	
	1			2				
	6	5	4		7	9	1	
				9			6	
	7	4				5		
1					8			9
				5		1		

Puzzle 95

	7					8		
	6							9
4			8			6	5	
3			1		9		8	
		6				2		
	8		6		5			7
	3	9			2			4
8							2	
		5					1	

Puzzle 96

			4					
9	8			7	6			
	3		8		5		1	
		5						6
8	4						9	3
1						7		
	2		3		1		4	
			5	9			8	2
					4			

Puzzle 97

8		7	2			6		
5	9							3
					8	5		
			8				3	
6				4				2
	5				9			
		2	7					
7							6	4
		3			6	1		9

Puzzle 98

	3					7	9	
	9			8				
4					6			
	4			9	3	8		
7		1				2		9
		3	2	7			1	
			6					1
				3			8	
	7	8					4	

Puzzle 99

		5		8				2
	7				1			3
						5	7	
		2			3	7		
6	3						1	4
		1	7			8		
	9	3						
7			1				2	
4				2		6		

Puzzle 100

4				5	3			6
	9		6			3		
							4	5
			8	4				1
2								8
7				2	1			
6	7							
		3			2		6	
8			5	9				2

Puzzle 101

5	9		3					6
		3				5	1	
				5		4		9
					1	8		
			4		9			
		8	2					
3		5		1				
	1	7				9		
4					5		8	7

Puzzle 102

			5			3		
	1				6		2	9
3	6			7	2			
	4				8			
		5				1		
			4				3	
			7	8			6	2
6	7		2				4	
		4			5			

Puzzle 103

4							9	
9	5	1	2					
			5					7
					1	7		9
	1		6		4		3	
6		8	7					
1					6			
					7	2	8	3
	3							4

Puzzle 104

	3			2		1		
				4	9			3
			3					
7						8		4
	6	5	4		7	3	2	
8		9						1
					4			
2			8	3				
		8		5			9	

Puzzle 105

	2	5			9	6		
6				2	3			
		9				1		3
			8				5	
		3				8		
	6				7			
1		6				2		
			4	8				1
		2	9			4	7	

Puzzle 106

			6		1	7		8
						3	9	
	5		2					
	6			4	8	1		
		4				6		
		2	9	6			3	
					9		6	
	8	1						
9		6	1		4			

Puzzle 107

8	7							
					8			
					4		9	2
		5			7	9	8	
7	8		9		1		3	6
	9	6	2			7		
2	6		4					
			3					
							5	3

Puzzle 108

7				3		6		
					5	7		
	1		7		8	4		
							4	7
4		9				8		2
5	6							
		8	1		4		5	
		5	9					
		7		2				3

Puzzle 109

	5		2		1	6		
7	8							2
		3			9			
	6				5			
		5	3		7	2		
			6				5	
			8			4		
4							7	6
		7	1		6		3	

Puzzle 110

		3	7			4		
	4						1	
			6	9				
9		8				3		4
	6			5			2	
2		7				8		9
				7	3			
	9						4	
		5			6	1		

Puzzle 111

	8						7	
						8		9
7			3			5		
		3		4	6		5	8
			2		9			
6	9		8	3		7		
		5			8			7
3		1						
	6						2	

Puzzle 112

8				6				
		1	3				7	6
				9		3	2	
7					6		8	
	3						9	
	9		5					3
	8	7		5				
6	1				9	7		
				2				5

Puzzle 113

				5		7		
		8				3	4	
3					6		9	
			7		2		3	5
				6				
5	2		9		8			
	1		2					4
	7	3				9		
		6		7				

Puzzle 114

		4			9			1
					7			
		7		1			2	
6			3		4		7	
	3	9				2	8	
	7		1		2			5
	4			6		3		
			7					
3			8			5		

Puzzle 115

6								
	4	2	8					
		7				9	1	2
				8			5	1
			2	7	6			
8	6			4				
9	5	8				3		
					3	7	4	
								5

Puzzle 116

	3							
6			4	7				
	5		6		2	7		8
			9					4
7		8				5		6
4					5			
3		9	8		4		1	
				5	9			7
							9	

Puzzle 117

		3						
				4	6			5
6			9			1	8	4
					2			
1		2		7		8		9
			4					
8	6	4			5			7
9			2	6				
						9		

Puzzle 118

	6							8
5					3	9		
1	7				9	2		
	8		3					7
			7		4			
7					6		1	
		2	9				3	4
		3	1					9
4							5	

Puzzle 119

3		1			5		9	
	8							
				2		5	4	
5			1		7			6
		7				3		
6			3		8			4
	1	4		3				
							3	
	5		6			8		2

Puzzle 120

	4		1			7		
	6				4	1	8	
2	7		3					
		5	6					
			2		3			
					1	6		
					6		1	4
	9	7	8				3	
		3			9		7	

Puzzle 121

			1		7			
1				8		7	4	
5							1	
		3	4			9		
4				6				1
		8			1	2		
	9							6
	3	2		4				5
			8		9			

Puzzle 122

9	7		6					1
1	3					2	8	7
				1	2		5	
		4				7		
	6		9	8				
6	2	1					3	9
7					5		2	4

Puzzle 123

		7			6	1		
	4			1			6	9
				3				
4					9			8
6	5						9	2
1			3					5
				8				
8	6			5			4	
		2	1			9		

Puzzle 124

			6		5			3
5	1			9				
	9	4	1					
	5				9			
	2	6				3	9	
			3				6	
					8	2	3	
				5			7	1
8			4		2			

Puzzle 125

				4	9		3	
					6		1	
4	7	8						9
	4				5			6
3								7
8			7				9	
9						8	2	1
	8		2					
	5		9	3				

Puzzle 126

		5		7	9		3	
	6							2
				2				1
		4	8			5		
	9		3		6		8	
		3			5	9		
8				6				
1							6	
	7		9	5		4		

Puzzle 127

		3					5	
	9	2			1			
	5					4		7
				8		7		
5		7		4		3		9
		8		2				
3		6					1	
			9			2	7	
	8					6		

Puzzle 128

		9						
						1	4	
4				5	8	9		
	1		4		9			7
3	7						1	9
9			2		1		8	
		5	7	6				2
	9	4						
						8		

Puzzle 129

	6	8						
4		5	8					3
					5			2
	7			8				
8	3		9		4		5	1
				1			7	
1			2					
2					3	8		4
						7	2	

Puzzle 130

	7		1	8		9		
	2					3		8
				9				
	1				2	4		
		2	3		5	1		
		4	9				3	
				3				
8		7					1	
		3		2	9		7	

Puzzle 131

			3					8
		6		4	9	1		
9		4			5		2	
3								
	2	5				8	6	
								4
	4		1			3		7
		1	9	5		2		
5					7			

Puzzle 132

	1					8		
	5		3	7	8			
4				9				5
							4	8
	4	7				2	9	
9	6							
5				1				7
			2	3	5		8	
		8					3	

Puzzle 133

		1	4					
4	2						5	
			9		8	6		
	3	9						2
1	4						8	5
5						1	3	
		7	2		3			
	1						6	3
					6	4		

Puzzle 134

	1			3		6		
		2						
			1			9		
8		1	9					
5	3	6				7	1	9
					3	2		6
		4			8			
						1		
		7		6			3	

Puzzle 135

					3	7		1
	4		2	8				
		7				8		3
3						4		
			9	1	5			
		2						5
8		5				9		
				9	1		6	
7		6	8					

Puzzle 136

				1				6
	4	1			8			9
9			4					
6					5	9		
1	8						3	4
		3	6					8
					7			2
8			3			5	9	
7				8				

Puzzle 137

4	2			7			5	3
								1
		7			5	6		
	7		4					
		6	1		9	4		
					8		1	
		4	5			8		
6								
2	5			1			4	9

Puzzle 138

7						1		
8				3				2
	2	4		9		8		
					5	3	9	
			4		9			
	8	7	3					
		1		4		9	5	
4				2				3
		5						6

Puzzle 139

				9	4			6
		4	2				1	
3								
	9		8	3			4	2
4								1
5	8			4	2		9	
								8
	2				6	5		
1			9	2				

Puzzle 140

		3			9			
7	5			3		1	8	
			7				6	9
						8		
3			5		7			2
		6						
1	6				2			
	4	8		1			5	6
			6			2		

Puzzle 141

					7			8
				4	8			1
	4		1			2	6	
3			6					
	5						7	
					5			3
	6	7			4		9	
4			3	2				
1			8					

Puzzle 142

			7	8				1
6	7		4	9		3		
7			9				2	
		8	6		5	1		
	3				8			5
		4		1	3		9	2
2				4	7			

Puzzle 143

1							2	9
		2	7			6		8
		4	5		8			
	1							
2			8		4			3
							6	
			9		1	4		
5		6			3	1		
7	4							5

Puzzle 144

	2	4		7				3
	1		4					2
	9		6		1			
		1						6
		9				3		
8						5		
			8		7		3	
1					3		2	
3				6		9	5	

Puzzle 145

		7	3					9
3	8		6		2			
9					8			
							7	5
5		2				4		6
8	4							
			8					2
			4		1		5	7
1					6	9		

Puzzle 146

1						2	3	9
			2			6	7	
				5				
6		7		3	2			
			6		9			
			4	1		3		6
				9				
	3	8			5			
4	5	2						1

Puzzle 147

					5		9	
3					1			
5	2		9	7				
		9	1			3		
	5	3				6	7	
		1			6	2		
				1	9		2	4
			3					5
	4		5					

Puzzle 148

5		6					8	
			5		2		9	
				9			4	3
	5	3			1			
4								9
			3			1	7	
7	3			2				
	8		9		6			
	6					4		7

Puzzle 149

	5				8	4		
8								
	2	4		3		6		7
				7	9		1	
7								2
	4		1	2				
9		8		4		5	6	
								8
		3	6				9	

Puzzle 150

	8							5
	5		6	8		1		
2								
		3		5			7	
7		4				6		1
	9			1		2		
								4
		8		2	7		9	
3							6	

Puzzle 151

					9	5	4	
	4			3				
5	2		7					
	7		6					5
		5	8		3	9		
2					1		6	
					7		5	2
				1			9	
	8	1	3					

Puzzle 152

5		4	9				8	
1						3		
2			4		8			
	6			7				
		9				7		
				8			2	
			5		6			3
		1						6
	4				7	5		9

Puzzle 153

4					5			
	1	8			9			
	9					8		7
	3		1	4				
	7	6				3	4	
				5	6		2	
3		1					8	
			5			1	6	
			6					4

Puzzle 154

		7				5	9	4
					2		8	
9	8			4				
4			9					3
	5						2	
6					4			7
				6			7	5
	7		2					
2	9	5				3		

Puzzle 155

		6					3	
		5		1				8
			6	8		2	7	1
				7				9
			3		9			
4				6				
8	5	4		2	7			
7				9		8		
	2					4		

Puzzle 156

	2		1	8				
9								
7							4	3
			4			3	7	9
			7		3			
5	7	3			6			
4	8							7
								6
				1	4		8	

Puzzle 157

		1		4			2	5
4		3			9	6		
			1					
	6			5		1		
5								6
		2		1			8	
					4			
		7	6			8		3
8	5			2		4		

Puzzle 158

9		1			3			
		6	2				5	
2						4		9
	6		8					
	5	9				1	6	
					6		4	
3		2						1
	8				1	6		
			5			2		4

Puzzle 159

	3		6	7			9	
		9	1					
	7			4			6	1
		7					8	
5								4
	2					9		
6	8			9			4	
					7	1		
	9			1	5		2	

Puzzle 160

	1	8		4	7			
		6			8		2	
		4				9		8
	7		6					
8								7
					3		5	
4		2				3		
	6		5			2		
			9	3		6	4	

Puzzle 161

9		4		8	3			
			2		7			9
8							6	
5	4							
3		9				8		5
							1	2
	9							1
1			7		2			
			8	9		6		3

Puzzle 162

	6			3				
		9						7
4		7			8			1
2	7				4	6		
9								2
		8	2				3	5
5			3			2		9
6						8		
				8			1	

Puzzle 163

1	8							
7						2	4	
		9	6		3			
	3				2			
	1		4		9		6	
			7				2	
			8		7	4		
	6	1						5
							8	6

Puzzle 164

6	2	8		4				
						6		8
				2				4
5					2		9	
	9	1				3	4	
	7		3					2
7				3				
4		6						
				7		5	1	3

Puzzle 165

		7					6	
3	4				1	8		
8			4		2			
		8	6	9				2
5				8	4	3		
			2		8			5
		4	5				1	6
	2					4		

Puzzle 166

					7	4	5	
	3	5			9			
7	9							
2			1	3				5
	6						7	
9				2	4			3
							8	6
			5			9	4	
	8	3	9					

Puzzle 167

		8	3					
3		2						
4					1	3		2
8				3	2		6	
	4						3	
	7		6	1				4
5		4	7					8
						2		7
					5	4		

Puzzle 168

2		3	5					
				9		4	2	1
			2					
4		7					3	
	2						8	
	6					5		4
					3			
6	5	8		2				
					6	7		9

Puzzle 169

	9					1		5
	1		2	3	5		4	
								3
7		2		4		3		
		5		7		6		4
4								
	8		4	2	9		5	
1		7					8	

Puzzle 170

9		1				6	3	
6	7			5				
		3		8				
	2		8			4		
			2		6			
		5			1		7	
				6		1		
				1			5	7
	9	8				2		4

Puzzle 171

		9			2			7
7				9			6	1
	2							
		3	7		4			9
	1						3	
9			8		6	5		
							7	
4	7			8				3
1			6			9		

Puzzle 172

		4	6	5			9	
		5			1			
				4				5
			4				1	
1		2	8		7	4		6
	3				9			
8				9				
			2			3		
	2			7	6	1		

Puzzle 173

	8	3		9	6		5	
			3					9
		9					2	
	6			5	4		1	
	7		9	1			3	
	2					1		
4					7			
	9		2	8		5	6	

Puzzle 174

						9		8
1			9	8	5	2		
	5		2					
8		5		6				
	1						2	
				1		5		9
					4		6	
		3	6	9	7			4
6		1						

Puzzle 175

			1	5				3
1	2				7			
3				6				4
				8		5	7	
	8						3	
	9	6		7				
4				3				8
			7				4	9
6				1	8			

Puzzle 176

3			5				6	
	1			2			8	
7		2			8			
6		4			2			
			3		4			
			9			4		7
			8			1		4
	3			5			7	
	2				9			6

Puzzle 177

		1						
3			2				7	6
8	4		1					
			7			2	6	
	3		8		4		1	
	5	4			2			
					1		3	7
1	2				5			9
						6		

Puzzle 178

					5			9
				9		4	2	
				4	1		5	7
		4				8		
		2	1		8	3		
		7				2		
4	9		3	2				
	6	1		8				
8			4					

Puzzle 179

4				3				
5		7			9			6
	9			2	5			
	4					2		1
2								8
1		8					4	
			8	7			1	
7			1			5		4
				9				7

Puzzle 180

				6		4		
8			2	3		5		6
5		1					8	
				5	7			
		7				1		
			3	4				
	7					6		2
9		2		1	5			8
		6		7				

Puzzle 181

1				5		9		
			9		8	6	5	
	8	2	4					7
		1	3		9	8		
5					2	3	6	
	5	8	2		4			
		7		8				6

Puzzle 182

					6			1
		6	2			9		8
4	9			8				
		1			3			
2		8				1		6
			7			2		
				4			1	7
8		7			5	4		
5			6					

Puzzle 183

1		6	9		5			
				2		8		
3					7		5	
5						6		3
	6						7	
4		9						5
	2		7					6
		4		5				
			8		4	9		1

Puzzle 184

2		7	6					3
	9			5		1	8	
1								
9				8				
7	1						5	8
				9				4
								6
	6	1		7			9	
3					8	2		1

Puzzle 185

		4			9			
2	6				5		7	
	8				2		1	
3								8
1			3		6			4
9								7
	1		5				4	
	7		2				3	6
			8			7		

Puzzle 186

					2		5	
		2	4					3
	1		7				9	
8	2			6			4	
		9				8		
	5			8			3	9
	8				9		2	
7					4	5		
	6		8					

Puzzle 187

				5	1	7		
7							1	
					6	2		
		2			3		5	9
	1		8		5		2	
4	9		1			3		
		7	5					
	5							4
		9	2	8				

Puzzle 188

		2		4				1
			7		9		2	
	1	9						
6	9				4			8
			9		1			
3			6				9	4
						1	3	
	3		8		6			
2				3		5		

Puzzle 189

		3					1	
	1		2			7		
	8	5		9	1			
6				2	4			
		4				1		
			9	5				7
			7	1		5	6	
		8			5		7	
	5					4		

Puzzle 190

	4		7			5	6	
6			1			2		9
		1						
	1	5			7			
			5		8			
			6			7	1	
						8		
5		9			4			2
	2	6			5		4	

Puzzle 191

1		2		4		8		
	4					3	9	
					6			
		5	4					8
		9	7		5	6		
8					3	7		
			2					
	5	3					8	
		7		1		2		4

Puzzle 192

				5	8			
2	3		4	9				
		6				9		5
3	1	7						8
8						3	9	7
4		9				2		
				2	4		6	3
			8	6				

Puzzle 193

	9			7			4	
3	7	4						
					2			8
					5	1	2	
		1		8		5		
	4	2	3					
8			7					
						3	6	7
	3			6			1	

Puzzle 194

					4	9	6	7
8				2	6			5
9			2				5	
7			4		8			9
	6				3			2
3			7	9				8
6	9	2	3					

Puzzle 195

					5	8		
1		5		3			6	
					4	3		
		3			7		5	
	9						2	
	8		4			6		
		9	3					
	3			8		2		6
		4	6					

Puzzle 196

	2			7		3		
		7	4	6	1			
9	8							
4		1	2		6			
			7		5	9		4
							9	7
			5	3	7	6		
		2		8			4	

Puzzle 197

		3		2		8		
			9		4			
1				6		2		
5	1	2					7	
	6						4	
	9					1	5	2
		6		1				9
			3		5			
		5		8		4		

Puzzle 198

5	2				3			
3		8					4	6
				6				
					4	8	1	
6				3				2
	1	7	5					
				1				
2	4					1		9
			2				7	3

Puzzle 199

	8			5		2		
6							9	
		9		7	2			1
5		4			3			
			6			5		9
7			1	8		4		
	1							8
		5		4			6	

Puzzle 200

			9	8				
7			1			9		5
		9						6
6					3	5		
		7	4		2	8		
		1	5					4
4						7		
8		2			4			9
				2	8			

Puzzle 201

		9	4				7	
	8	2		5				
					8			1
8	5				4		1	
		7				2		
	2		9				3	6
9			5					
				9		3	5	
	7				1	4		

Puzzle 202

				5				
		4			6	1		8
9						3		4
				8	2			6
	9		4		7		8	
4			1	9				
1		9						5
5		8	2			9		
				4				

Puzzle 203

		6	3				9	
		7		1				
						6		
2			9				3	7
3		9	4		1	2		5
7	1				8			6
		3						
				2		5		
	2				6	7		

Puzzle 204

	2		3					
		7	5			4		6
8		9						
9		5			1			
			9		6			
			2			6		1
						8		5
3		4			8	7		
					4		3	

Puzzle 205

7					1	8		2
						6		
	4			3				9
9					5			7
5		3				2		8
8			2					3
2				1			9	
		5						
3		7	6					1

Puzzle 206

				3				5
2			8		9	1		6
			5				3	
		6	1				9	
	9						1	
	8				3	7		
	2				7			
9		1	6		4			8
8				9				

Puzzle 207

		8			4			
	6			2	9			
						8	5	4
9			4	6				1
	1						9	
3				9	7			2
1	5	2						
			7	5			8	
			6			2		

Puzzle 208

		5			7	8	6	
					4	9		7
6								
	7				2	1		4
	2						5	
8		9	1				2	
								9
3		6	2					
	1	8	9			2		

Puzzle 209

4				5				
	1						7	2
		7					3	6
2					5		6	
			7		2			
	4		9					1
5	6					3		
8	7						1	
				2				8

Puzzle 210

9				7	5			
		8				7		9
		6	8				5	
				5			9	
	5		1		7		4	
	1			2				
	6				1	4		
2		1				6		
			2	8				5

Puzzle 211

7						8		
	9		3				5	
	8				4		1	3
				8	7			
		5	6		2	9		
			4	3				
8	3		7				9	
	5				1		3	
		4						1

Puzzle 212

	3		5					
		5		7		1		4
8		1			2			
	9	8					6	
			3		6			
	6					2	9	
			7			4		3
5		7		2		9		
					9		8	

Puzzle 213

4			3	1				
			9					5
	2	7			6			
		8		3			7	
6	3						5	2
	5			4		1		
			1			8	6	
9					5			
				6	8			4

Puzzle 214

		8	1		2	7	9	
		6						
			4					2
2	8		7					
7			3		6			8
					5		7	4
9					3			
						4		
	7	5	9		4	1		

Puzzle 215

	3		1					9
		8			3		1	
					2	7	4	
			8			6	5	
2								4
	7	5			4			
	5	1	2					
	8		4			3		
7					6		9	

Puzzle 216

		4	7				9	
				1		2		8
			6			1		4
		8		3				
	5	7				8	4	
				7		6		
8		3			2			
1		2		4				
	9				1	3		

Puzzle 217

	1				4			
	9		2	3				7
		6				8	1	
8				9				
		3				2		
				8				1
	5	9				1		
7				4	6		8	
			9				4	

Puzzle 218

			1				3	7
	4			7		9		
	6		2			4		
				2		7		1
			4		3			
4		9		5				
		2			5		9	
		8		6			7	
1	9				2			

Puzzle 219

	4						6	9
			8	4		1		
9	3				6			
3					4			
		2		7		4		
			6					2
			7				9	6
		3		5	8			
5	1						7	

Puzzle 220

	3		1		9			
6		1					7	
		4					5	
		6	3		7			8
	9						6	
8			5		4	9		
	6					8		
	1					7		5
			4		3		1	

Puzzle 221

			9	5	1			4
	7	4		6			8	
				7		5	6	
3				4				1
	6	2		3				
	5			9		8	4	
6			7	1	5			

Puzzle 222

2						6	3	
					1	7		
		8		3		1	5	
					9		1	4
		7				2		
1	4		8					
	7	6		8		9		
		3	5					
	8	1						7

Puzzle 223

		6		5				
	9	8						2
1		7	3				4	
		5					6	
4				9				8
	7					2		
	8				3	9		5
5						8	2	
				4		3		

Puzzle 224

4						7	2	6
2						8		1
					4			
			8		5	3		
		3	2		1	9		
		6	9		7			
			4					
6		9						2
8	1	7						5

Puzzle 225

6			8	2			1	
8						2	3	
						7		
				6				8
		9	4		2	3		
1				5				
		7						
	4	8						9
	5			4	6			7

Puzzle 226

4			3	7			2	
							7	9
					9	1		8
	8	2		6				
	4						5	
				3		6	8	
9		4	6					
2	7							
	1			2	5			3

Puzzle 227

		8	5	6		2		
			2			6		1
							5	
	4			2	1			
7		1				8		5
			4	5			7	
	1							
2		4			9			
		6		3	2	7		

Puzzle 228

		5	7			6		
8		9	2					7
4				1				9
	4			9				8
9				7			4	
5				2				1
3					4	5		6
		1			5	3		

Puzzle 229

		9	2		3			1
		1						
	4			7		2	3	
					6	3		9
	7						6	
1		6	8					
	1	7		6			5	
						4		
2			1		4	9		

Puzzle 230

		5	6	3			7	
					7	1		
								8
			2	9		4		
	7	6	3		1	9	8	
		4		6	5			
4								
		7	5					
	1			7	3	8		

Puzzle 231

		3				9		
					7			8
	6				4	1	3	
2			9			4	7	
			2		8			
	1	5			3			6
	5	4	6				8	
6			3					
		9				3		

Puzzle 232

	3		4		7			
				3		5		
	4	8		9				
5			7					9
		3		8		1		
8					1			4
				2		9	6	
		2		1				
			3		6		8	

Puzzle 233

			8		1	9		
	9		3					1
6				4		3		
					5	6		
4			9		8			7
		2	7					
		5		8				3
9					4		1	
		3	5		7			

Puzzle 234

		5				7		
		2	8					4
	3		4		1		6	
	2				8			
	6	7				5	3	
			5				1	
	5		1		6		2	
4					5	8		
		6				3		

Puzzle 235

				1		7		
5			3				4	
4	8					9		
		3	4				7	
9			8		3			2
	7				9	6		
		6					2	5
	5				2			7
		8		4				

Puzzle 236

2	3		5					
	5				8			
6		7	4					1
						4	8	
	2			3			9	
	1	4						
7					3	8		4
			7				6	
					1		3	5

Puzzle 237

				9	6		5	
4		2	5	1		9		
	2	1	7				3	
5								9
	7				9	1	6	
		4		5	2	7		8
	6		4	3				

Puzzle 238

1			6		5			
				8				
8	3	7	4					
	9	2		4		6		
5								4
		6		1		3	8	
					9	2	5	8
				3				
			8		6			7

Puzzle 239

	9	2				7	6	
		1			8			
	7							
1	3		7					4
5			8		3			7
7					5		3	1
							7	
			6			9		
	1	6				2	5	

Puzzle 240

				3	5			1
		3			7			
9		8				6		5
					6		8	2
		6				1		
3	2		1					
2		9				5		4
			2			8		
5			7	6				

Puzzle 241

3			2	7				
		9					2	
	2	7	8	1			4	
9					1			
		5				9		
			3					7
	9			2	3	5	1	
	4					3		
				8	7			9

Puzzle 242

	4				8			
1			2			7		5
			4			2		
	9	1			6			
		6	1		2	4		
			8			6	5	
		9			3			
5		3			1			6
			6				3	

Puzzle 243

5						1		
		3			5		9	
	1	9		2				7
		2			7		1	
	9						3	
	6		1			9		
7				6		4	8	
	2		9			3		
		6						5

Puzzle 244

					2			9
	7			3				2
		2	1					6
			4	9		6		
	8	6				9	4	
		3		7	8			
4					1	5		
5				2			9	
3			7					

Puzzle 245

2			4			3		
	9					1	2	
5				7				
	8			6		9		
9			5		1			8
		7		9			4	
				3				1
	2	8					7	
		5			6			9

Puzzle 246

	3	8	7					
					9	7		6
					4		9	
				6			5	2
2		1				9		3
8	5			3				
	4		8					
6		7	2					
					7	5	8	

Puzzle 247

	5	9						6
				7		3		
2					6	7	5	
					9	1		2
				1				
1		5	4					
	8	6	1					4
		3		5				
4						8	7	

Puzzle 248

		3				5	1	
					9			8
8	7		1					3
			9	8				
3			7		1			6
				3	4			
2					8		5	7
9			4					
	1	5				9		

Puzzle 249

	3			5				4
	2			7			6	
		1	9			5		
7								9
	9			6			7	
6								2
		2			7	8		
	6			4			5	
5				2			9	

Puzzle 250

	4			2				5
9	6							
2			5		9			
		4		9	2			
	5			4			8	
			7	6		9		
			3		8			6
							3	1
3				1			4	

Puzzle 251

	1		4					
				9	1	2		
2				8				
4			9			6		8
	2	3				7	9	
6		1			8			4
				2				6
		5	6	4				
					9		1	

Puzzle 252

6		3						7
			9					
4		7	3			8		
1				6			2	
		5	8		3	4		
	3			4				5
		1			2	6		4
					1			
5						1		8

Puzzle 253

	3	6			9	2		
						7	4	8
		8		2		9		6
9			8		7			4
6		4		5		8		
1	6	3						
		2	1			6	7	

Puzzle 254

4				2	6			1
	2					8	6	
	8				3			
	5			9	2			
		1				9		
			4	7			8	
			3				4	
	6	3					2	
7			2	5				8

Puzzle 255

	9		6					
	6			7		9		
4		7			9			
3		4					1	
		9	5		8	3		
	7					2		5
			3			5		7
		8		4			3	
					2		9	

Puzzle 256

4				8	1		9	
			4				3	
2	6							
7	8	2	1					5
3					5	2	1	7
							8	4
	9				8			
	3		6	7				1

Puzzle 257

		8	1		9		6	
	5		4					
4	9						3	
9			6					
3	1						2	8
					5			7
	7						8	3
					4		9	
	6		7		1	2		

Puzzle 258

7					5			1
				7				
4		5	1	2			3	
	4	1					2	
	6						7	
	8					1	5	
	2			9	6	5		8
				1				
9			8					7

Puzzle 259

	5				1	4		
			4		6			
9						6	1	
2						8		
8	3		9		5		7	6
		1						2
	7	5						9
			5		7			
		3	1				5	

Puzzle 260

5		6	7	4				8
							2	
3				8	1		6	
			4				5	
		8				9		
	9				8			
	5		9	2				6
	3							
4				1	7	2		3

Puzzle 261

				2				5
	4		3					6
	6				5	4		1
		1			4	7		8
7		3	5			2		
3		6	1				8	
2					3		6	
4				5				

Puzzle 262

	2		6				4	
9				2		6		
7		8					5	
	5	3						
			2	1	9			
						7	2	
	1					2		8
		7		4				1
	8				5		9	

Puzzle 263

	9	4	7			1		
			4		8	2	5	
				2				
		9				3	8	
	5						4	
	8	3				7		
				9				
	3	7	2		6			
		5			3	8	6	

Puzzle 264

					1	8		
9					7	2		1
8						3		
7		3	1					
1			4		5			3
					2	1		4
		8						9
3		2	9					6
		6	2					

Puzzle 265

	7				3			6
2			1				4	3
5					8			
		3			2	9		
6								2
		7	9			1		
			4					9
4	6				1			8
3			5				2	

Puzzle 266

7								2
	6		1	9	7			
	4		6					
8		4	3			1		
	7						8	
		1			2	3		5
					6		7	
			7	8	3		9	
1								8

Puzzle 267

		3						9
		5	4		2			7
2	9				8	5		
		2						
3				1				8
						1		
		4	6				2	5
6			5		9	3		
8						6		

Puzzle 268

2	3	5			4		8	
	1		3	8				
8								
		9	4					5
			7		2			
1					5	3		
								2
				7	1		5	
	9		2			4	6	7

Puzzle 269

		8		2				9
1			7					
	9	4		6	3			
4	1							
	8		5		2		9	
							2	8
			4	7		9	6	
					6			5
5				1		2		

Puzzle 270

					9		8	
		2				9	3	
	9	5			7			
		6		2		8		
	1		3		4		2	
		3		8		5		
			5			3	7	
	8	1				2		
	4		1					

Puzzle 271

4				8	7	6	5	
			5					
			9			8		
1	7	2						
5	8						7	2
						3	8	1
		4			9			
					1			
	9	6	2	5				3

Puzzle 272

	5			9		8		
	4							6
		1	7	6				
			1				4	3
	2		6		4		7	
3	1				2			
				8	1	4		
4							3	
		9		4			8	

Puzzle 273

		9				6	2	
		1		4	5		9	
7							1	
3			5		8			7
4			2		7			6
	6							9
	8		3	7		1		
	9	3				5		

Puzzle 274

4				2	1	6		
							4	
7		9				8		3
	1			6	2			
3								4
			5	3			9	
5		2				9		6
	9							
		3	4	5				7

Puzzle 275

			2				6	
	6			1				8
			5			3		7
				3	1	9		
3			6		2			5
		6	7	9				
9		5			7			
7				8			1	
	8				3			

Puzzle 276

		7					1	4
	1			9			7	2
					8			
6			3	1			4	7
5	9			2	7			3
			6					
9	6			3			5	
1	7					4		

Puzzle 277

	1	4		3				
						4	9	1
					5			
					4	3		7
7	3	6				9	4	5
8		5	7					
			2					
1	7	2						
				8		5	3	

Puzzle 278

2		4				5		9
		9		8		2		
7							6	
				6	5		1	
			8		7			
	7		9	4				
	6							5
		8		2		1		
4		2				9		6

Puzzle 279

		9	3		4			7
	2					9		
	6		5		2			
3				5		4	7	
	9	7		6				2
			7		3		6	
		2					4	
9			6		1	5		

Puzzle 280

	6							
8	5			9	6			
	2		5	1	4			
		5	7			6		
	8						5	
		1			2	3		
			9	7	8		4	
			3	2			7	5
							1	

Puzzle 281

	7				4	2		
	6		1	7				
8		1						
			2				9	4
	1	7				5	2	
4	2				9			
						4		3
				6	5		1	
		6	9				8	

Puzzle 282

				3	6			
	1			8			9	
3						7		
9		6		7	8	4		
	8						6	
		1	3	6		5		9
		8						1
	7			9			3	
			2	5				

Puzzle 283

					9			
6		9				5	3	
			8				4	9
			6					2
	5	3	2		4	9	6	
1					8			
2	7				5			
	8	6				7		1
			7					

Puzzle 284

	6				4		1	
		7		9			8	
		9	2				5	
5				2	6			
8								7
			7	8				3
	1				7	6		
	3			6		4		
	8		5				7	

Puzzle 285

		3			2	9	6	
	2			5				
	4			3				5
7					6		1	
		2				5		
	5		4					6
4				9			2	
				6			3	
	1	8	7			6		

Puzzle 286

		6		3				
	2			1		3		
	8		4				2	7
		5					7	
2			5		7			3
	4					8		
6	5				2		9	
		8		6			3	
				9		1		

Puzzle 287

				7	3			1
4		7					8	
	6							7
		3		8	1	4		
			3		2			
		8	5	9		3		
5							1	
	4					5		6
8			9	5				

Puzzle 288

								5
1		7					2	6
9				7	5	3		
						2	4	
		2	5		4	1		
	4	9						
		5	7	3				2
3	8					6		4
7								

Puzzle 289

	5							8
3		8	9	1			5	
4	1	7						
		2						
9			6		4			7
						9		
						4	9	5
	4			9	1	7		3
2							1	

Puzzle 290

	4			9		3		
7			2					9
		8	6		5			
3			7				2	
	6						5	
	7				6			1
			1		9	7		
8					7			4
		7		3			1	

Puzzle 291

7				5			6	
4							5	
		9		1	8			3
		7					9	
			7	3	2			
	8					5		
3			4	8		2		
	2							4
	5			2				6

Puzzle 292

3	6						4	
				2	8			
7						1	3	
			8			2		1
		1		4		9		
2		7			9			
	4	5						9
			4	9				
	2						8	3

Puzzle 293

2								
	5	1				4		
4				2	1			9
	9		5					
		7	1	8	6	3		
					9		8	
6			2	3				7
		3				1	6	
								5

Puzzle 294

	3			4		1		
5					2	3		
	1						9	
				8	4	7		
	7		9		1		4	
		4	6	3				
	8						6	
		7	3					1
		6		9			7	

Puzzle 295

				5			3	
6					9		1	
8	1			6				7
9	7				2			
		8				7		
			3				2	1
1				4			7	9
	9		7					4
	6			3				

Puzzle 296

						8		
6					3			2
	5	8			4			1
					7			3
	2		9		5		4	
5			8					
4			2			7	3	
2			5					4
		9						

Puzzle 297

1	5	3	4					
2					8			1
			1			3		6
	2						6	8
5	6						7	
6		5			4			
8			6					3
					2	6	4	9

Puzzle 298

			4	5	8			
								9
		1	9			2	8	
				1				6
2	6						4	3
7				8				
	7	6			1	5		
3								
			6	7	9			

Puzzle 299

7				9			2	
9	1		7					5
		3			2			
		6		4			3	
			9		6			
	8			2		6		
			5			7		
1					7		4	2
	3			8				9

Puzzle 300

			1				3	
			9	6			5	8
						4	9	
7					2	1		
	1		7		8		4	
		8	4					9
	9	1						
3	2			7	9			
	6				3			

Puzzle 301

6					1		5	
		4			8	6		
				9			3	7
3		9						
8			7		3			1
						8		3
7	3			5				
		2	1			3		
	5		6					9

Puzzle 302

6						4	1	
	5		6			8		
	7				4			
			8				5	1
7				4				2
9	1				5			
			2				3	
		9			8		6	
	3	8						5

Puzzle 303

							1	
	8	4			9			
3					5	8		
8				3		5		2
			8		7			
9		1		2				6
		2	1					4
			9			1	6	
	5							

Puzzle 304

	9	5	2					
6			3			2		9
1							8	
5		6						
		2	8		1	5		
						8		4
	5							8
9		1			3			7
					4	9	6	

Puzzle 305

				9	7		2	
		1	6					7
	3			2				4
	6		5					
		8	1		2	5		
					3		8	
3				8			4	
9					6	1		
	4		7	1				

Puzzle 306

6			7			4	9	
	1		2					
2			4				5	
		4	1					6
			3		6			
1					5	7		
	5				4			8
					2		3	
	7	6			8			5

Puzzle 307

			2				8	
		4				5		7
		3		9	6			4
7	5				9			
	6						5	
			4				7	6
5			3	4		9		
9		8				7		
	4				5			

Puzzle 308

		6	2		5			
	8					4	9	
	2	1						3
			4					5
			1		2			
2					6			
7						5	6	
	6	2					1	
			7		4	9		

Puzzle 309

				7			8	
	1			8		3	2	
4		2	1					
9								1
			8	4	9			
2								8
					6	9		5
	4	5		9			3	
	6			3				

Puzzle 310

				7		9	6	
7					5		1	2
		6	4					3
		3					9	
			7		3			
	2					6		
1					9	2		
5	4		6					9
	6	2		5				

Puzzle 311

						9	7	1
	8		6	1			3	
			2			5		
						8		
1	9			8			6	4
		2						
		9			5			
	4			7	1		5	
6	7	5						

Puzzle 312

6	9				3			
					5	3	8	
	3		1		2			
					8			3
5	7						9	1
1			7					
			8		1		5	
	2	4	6					
			2				6	7

Puzzle 313

	1		2	9			6	
							5	
		5				1		4
		9			3			8
3								2
4			1			6		
5		8				4		
	4							
	2			5	6		3	

Puzzle 314

			8	5			4	
4					3			
	7	3				2		
2				8			1	7
6								2
9	4			7				6
		4				9	7	
			9					4
	5			2	7			

Puzzle 315

7		5		9				
4						5	6	
					4		3	
3	7			2	5			
	5						4	
			8	1			2	5
	8		9					
	9	2						1
				5		2		4

Puzzle 316

2	8		7					4
		1			5			
				8	4		3	
			2	7			8	
		8				3		
	5			3	8			
	2		3	5				
			9			5		
9					2		4	7

Puzzle 317

3			8			1	2	
2		1			9			
	7				3			
			1		7	9		8
7		4	3		5			
			7				1	
			5			6		4
	4	8			1			3

Puzzle 318

			3		9		5	7
	5					9		1
1					2		6	
					5			9
		5				8		
4			2					
	9		8					3
7		6					4	
8	1		6		3			

Puzzle 319

5		3	1			2	8	
				6	5		1	
		1			3			
6			2					
8								7
					9			5
			3			5		
	4		6	5				
	5	8			7	3		4

Puzzle 320

5		9						
					6	8	9	
	1	8	4	5				
2		5			7			
		6				3		
			1			4		2
				2	4	5	8	
	8	2	9					
						6		9

Puzzle 321

9	3	1						
				5			4	
			7	2	9		1	
6		5		3	2			
			9	6		7		4
	4		5	8	3			
	1			9				
						2	5	6

Puzzle 322

2						6		1
					9	7		
				1		9	4	
8		5		3				
	9		1		8		3	
				4		5		6
	7	3		2				
		6	7					
5		4						2

Puzzle 323

	7		3	5		9		
			6	1		5		2
		8						
		6					4	
	8			7			3	
	2					1		
						8		
7		4		8	6			
		3		4	1		6	

Puzzle 324

	9							4
		3	2	8		9		7
	8	4						
	1		8	7				
9								8
				4	6		3	
						7	2	
5		1		2	3	4		
6							9	

Puzzle 325

9			1	2			7	
				3		9		
6			8					
1		3		6			9	
	5						4	
	7			8		5		6
					3			4
		2		1				
	1			4	5			9

Puzzle 326

7	6			3				
					9			7
9						8	6	
4					5		8	1
		7				4		
8	5		7					2
	2	4						3
1			9					
				2			1	5

Puzzle 327

					1		3	8
9			4					
	2		3	8				
	7	3			2			
		5				4		
			7			8	1	
				3	6		9	
					5			6
2	4		9					

Puzzle 328

	3						2	
		5		3	9			7
					4	1		6
		9	2		7			
		8				2		
			1		5	6		
2		3	9					
4			7	6		3		
	9						1	

Puzzle 329

	1							2
	7					1	6	
				3	4			5
5							1	4
		2		9		5		
1	8							9
8			9	7				
	2	7					3	
6							4	

Puzzle 330

		7	9		5			
	2		4	3			8	
								2
	6	1					3	
		3		9		5		
	4					7	6	
6								
	7			6	4		2	
			5		7	6		

Puzzle 331

	3			9	5			
		8	3				2	
5						7		3
		4	2			8		
	6						7	
		3			9	4		
4		6						9
	8				3	6		
			6	2			8	

Puzzle 332

		2	8					9
				7	2	5	4	
				1				
	3					9		1
6	2						7	3
1		8					5	
				8				
	9	6	1	4				
4					5	6		

Puzzle 333

			4		9			
							6	
	8	2		3		4	5	
3			1	2				
5		1				7		4
				6	4			3
	4	6		7		3	8	
	1							
			8		2			

Puzzle 334

	4				6	3		1
							4	
	8			5	4		7	
5					3	9		
	6						1	
		3	4					2
	9		8	7			5	
	5							
8		2	6				3	

Puzzle 335

	3			7				
			8	2		6		
		8						5
5							9	8
	6		4		7		1	
1	2							6
2						4		
		6		9	2			
				1			3	

Puzzle 336

1							9	6
5	4		7					8
		8	6					
	2			4	1	8		
		9	8	7			2	
					8	3		
7					3		5	2
3	1							9

Puzzle 337

		8		9			3	
5			4					1
9			5		3		8	
				5			6	
			9		6			
	7			1				
	2		7		5			8
1					8			6
	3			4		7		

Puzzle 338

5								
7				4	5		6	1
	2					3		
1			5	8				
3		9				4		5
				3	1			9
		5					7	
9	3		7	2				4
								3

Puzzle 339

		8		7			5	
					3		6	
		4		5	2		3	
6		2						9
	4						1	
9						5		7
	2		7	6		4		
	8		2					
	1			8		2		

Puzzle 340

6				7	5		4	
							3	
5					4	8		
			2	9		3		
1	5						7	2
		8		6	7			
		3	7					8
	7							
	6		9	5				1

Puzzle 341

	4						6	
8	2		4					
			7		8	5		
3		1		8		9	4	
	9	4		5		7		6
		2	3		7			
					5		9	3
	6						1	

Puzzle 342

			8			7		4
			6	7			2	
9	5							
2			7			8		
	9	6				5	1	
		4			3			6
							7	9
	6			1	4			
5		8			7			

Puzzle 343

			3				5	
	9						2	3
				9	6	4		
	1	8			3	5		
				6				
		7	2			8	1	
		5	9	7				
4	2						8	
	8				4			

Puzzle 344

2			3			7		
5		8				2		
			9	4				5
							9	
	7	5	2		9	8	3	
	9							
6				8	7			
		2				4		8
		3			1			7

Puzzle 345

	4			6	7			
	9							4
		6		1			7	
			6					1
5	6	1				3	4	2
3					5			
	5			4		2		
8							3	
			7	9			6	

Puzzle 346

5	6			9			8	
		1	5					9
	9			7			6	2
					2			
6								4
			8					
9	2			6			4	
3					1	8		
	1			8			2	5

Puzzle 347

					8	3	4	6
		3			7			
	2		3	5				
		7		4				9
		5				2		
3				7		8		
				3	6		2	
			5			4		
5	7	6	9					

Puzzle 348

	6		3				1	
				9		2		
		4						8
8	4		7			1		3
		2				5		
6		9			5		2	7
5						9		
		7		4				
	2				7		8	

Puzzle 349

	7			2		9	3	
6			9		4			
			3			8		
1		5					9	8
7	4					2		6
		4			1			
			6		5			2
	8	2		4			5	

Puzzle 350

					4			9
	4		2		8			7
		8		7				5
						5	9	
	1		3		9		6	
	2	5						
2				1		8		
1			6		5		2	
6			8					

Puzzle 351

					9	7		6
			2	6		1		8
8	2							
		3	9					
2			6		7			4
					4	2		
							8	1
7		9		1	5			
1		5	4					

Puzzle 352

		2				3		
			5	2	7			
7						4		1
2					8	6		
	1						4	
		7	4					5
6		4						8
			9	1	5			
		5				9		

Puzzle 353

		6	7			3	1	
	3	5			4			
					5			6
	9				7		4	
4								2
	7		6				5	
3			8					
			2			9	8	
	5	9			1	2		

Puzzle 354

6	5				4		2	3
					8	4	6	
					2			
						2		
7		4	6		3	1		5
		1						
			2					
	4	3	9					
8	6		5				4	9

Puzzle 355

	7	3		9				
			2	8		7		
1							5	
			1		5	2	8	
3								4
	1	2	7		6			
	4							8
		9		1	2			
				5		1	6	

Puzzle 356

	5		8					
				6		3		
		9	4				8	7
4	7			5		9		
		3				6		
		2		7			4	5
9	1				4	8		
		5		1				
					3		5	

Puzzle 357

			3					6
9	7					8	5	
			5					4
		4		7			9	
		7	1		2	6		
	6			8		1		
7					5			
	4	9					8	3
2					6			

Puzzle 358

		8		3				
		9					5	
6	2	7						1
		1	6					3
	6		7		4		8	
5					8	7		
4						5	7	9
	1					6		
				6		4		

Puzzle 359

				2				
		6	8		5		2	
	8	2				4		7
			1		3		9	
		4				6		
	5		4		8			
7		9				2	8	
	2		6		4	1		
				9				

Puzzle 360

						5	4	1
	1		9		4			
6		3						
			8	1		3		
3		7				1		8
		4		7	9			
						4		2
			1		5		8	
7	6	2						

Puzzle 361

		1	4	7		5		
	7		6		8			2
		2						
1							9	
		6	9		5	3		
	2							1
						1		
3			5		9		4	
		5		2	3	7		

Puzzle 362

5		1			6			
								3
7	6			2				
	8			4				9
	2		6	3	5		8	
6				7			3	
				8			2	5
2								
			9			8		4

Puzzle 363

					4	5		
	1	7		6				
6		5	8			3		
	2	4		7				
	8						4	
				1		2	6	
		8			1	6		7
				9		8	5	
		9	6					

Puzzle 364

		6						7
	4		2					
	7		4	6			5	8
					6	9	8	
			8		7			
	9	5	1					
1	2			3	4		9	
					8		3	
4						2		

Puzzle 365

	7		8	3				1
2								
		9			6	5		
	2		3					6
		7	1		8	2		
5					2		8	
		5	2			6		
								9
9				6	4		3	

Puzzle 366

	3						1	5
1		5	2	8	9		7	
4					7			
		9	6		2	3		
			3					7
	6		9	4	5	7		2
9	7						4	

Puzzle 367

		2				7	
				5			8	
2		6			4			
		1			9			3
9	6			8			5	2
5			3			6		
			6			7		1
	1			7				
	5				1			

Puzzle 368

		5	3					9
				8		6	5	
	6	9					1	
2				4			7	
		6				4		
	9			7				2
	7					3	8	
	4	1		2				
9					5	1		

Puzzle 369

			7		8		5	
4								
6			1	5		3	7	
3		4			7			
	8						1	
			9			4		6
	7	3		8	4			5
								1
	2		6		1			

Puzzle 370

9			1			2		
				7				
1			2				9	3
		7						4
4			3		8			5
2						3		
3	5				2			8
				1				
		1			4			7

Puzzle 371

			4	7		8		
		8			3			9
5	3							
		7		9			1	
	6		2		1		5	
	1			4		9		
							6	5
7			6			2		
		5		2	4			

Puzzle 372

			9		3			6
							8	9
	3				8		7	
9		6		5				
	5						9	
				3		1		2
	8		7				3	
5	4							
2			3		4			

Puzzle 373

4		6	7		3			
		2		4				
		7			1		3	4
						3	9	
6								5
	5	4						
9	7		5			8		
				1		2		
			3		8	7		6

Puzzle 374

		8						2
				5				
	4				6	7	1	
6			5		2		4	9
		4				2		
2	8		6		7			1
	2	6	1				3	
				8				
3						4		

Puzzle 375

5		4						
	2			9	6			
	3		4					1
		5		6		7		2
3								6
9		8		1		4		
8					4		3	
			6	7			1	
						5		8

Puzzle 376

		8	4	6			2	
			7					
6		2			9			
5			2				7	
	9			7			4	
	6				4			8
			6			4		9
					2			
	1			5	8	3		

Puzzle 377

	4			8	7		9	
6		9						
	2				5		1	
9	7				8	3		
		3	4				2	5
	5		2				8	
						1		7
	1		7	3			6	

Puzzle 378

4	2			8	1		6	
			5	7			2	
3								
						1	5	
		1		6		3		
	6	4						
								2
	9			5	8			
	7		3	2			8	9

Puzzle 379

				5	8		6	9
			9		3	2		
							5	4
				1		4		
8	5						2	1
		7		9				
4	3							
		2	6		5			
6	9		1	7				

Puzzle 380

8	2	7					9	
			7			4		
				3	1	7	5	
		4		2				
	5						4	
				1		5		
	4	6	1	9				
		8			5			
	9					8	3	1

Puzzle 381

					1			7
	1	4						
7	6		5				3	
				7		8	4	3
		8				7		
9	7	1		3				
	2				7		9	1
						5	8	
5			4					

Puzzle 382

	4		2			7		
7		3	1					
	8		9					
	1	2			3	6		
4								8
		8	4			9	1	
					9		4	
					5	2		3
		4			8		5	

Puzzle 383

	7		1					
		1	6	5		9		2
		5					4	
4	2							
9				3				1
							3	7
	8					6		
5		2		1	6	7		
					4		8	

Puzzle 384

		5			7	4		9
2								
					5			6
3	1			7	2			
4			1		9			7
			5	4			1	3
8			3					
								1
6		2	9			8		

Puzzle 385

4			8		3			
9	7		4					6
6				7				
			7					5
	5	9				6	8	
1					5			
				3				7
5					7		1	3
			6		2			4

Puzzle 386

2		1					5	
	6					4		
			2	9			1	
			5	7		3	9	
			6		8			
	5	4		1	3			
	1			6	2			
		3					2	
	2					5		3

Puzzle 387

						2		8
			3	8	2	7	1	
		5		1				
		7					9	
8	5						4	2
	4					5		
				3		1		
	6	9	7	5	8			
5		4						

Puzzle 388

	4	8						5
	3			4	1			
		6					7	
	9				7	2	5	
			9		4			
	1	2	6				9	
	2					5		
			4	3			8	
8						7	1	

Puzzle 389

				6	1			
		9	4					6
8						4		
		5		1	3		6	
	7	3				1	5	
	2		5	9		7		
		6						9
2					4	8		
			1	5				

Puzzle 390

2					9			
3		5		6		7		
	6	8	3					
			4				7	
	9			7			4	
	7				2			
					6	1	2	
		4		8		9		6
			9					8

Puzzle 391

			7		4			1
					1			3
		5		3			6	2
					2			
3		2				6		7
			9					
4	7			9		5		
1			4					
8			2		7			

Puzzle 392

	8		1					2
								8
	1	4		9	3			6
		1			9			
	5	9				8	4	
			4			3		
1			3	5		9	7	
3								
9					4		2	

Puzzle 393

7		5			6		8	
			9				4	1
	1		8					
3				1				7
		2				6		
6				3				4
					4		5	
8	6				5			
	3		2			4		8

Puzzle 394

								2
				4	7	3		
7	8	9					6	
9		6	5					7
		8				6		
2					6	1		5
	1					8	9	4
		4	7	8				
8								

Puzzle 395

4		5	1		2	6		
						5		
8	6		3					
	4		2	8				
		6				7		
				3	7		9	
					3		5	7
		1						
		8	4		9	3		6

Puzzle 396

					5	3	7	
7		6			2			
4				7			6	
	9					6		2
			5		9			
3		8					4	
	2			8				3
			7			4		5
	3	4	2					

Puzzle 397

	4			3	8		7	6
3		8			7		2	
				2				
		6						
	5	7				2	9	
						4		
				1				
	6		3			9		2
1	3		7	6			4	

Puzzle 398

	1		5					3
9		6		1		5	2	
8								
2					5			
	6		4		2		5	
			7					9
								4
	4	2		6		8		5
6					3		1	

Puzzle 399

		8			7			4
		5			6			
4				8		3		2
7					9			
	6	2				5	1	
			3					7
2		3		5				9
			9			1		
5			6			4		

Puzzle 400

6		7	5	1				
	4						8	
	8				6			
	7	8				5		
9				3				1
		2				4	7	
			9				4	
	1						6	
				6	7	2		5

Puzzle 401

	5				2			
	3		9					4
		7		4	5			
	7					4		9
1	4						2	7
2		9					8	
			1	5		9		
6					9		1	
			6				7	

Puzzle 402

		9				8		
6						1		4
			5		3		2	
		3	9		4			
8	4						7	9
			2		8	3		
	8		1		6			
9		6						5
		2				6		

Puzzle 403

4					3			
7		1	9	8				
			7			9		3
	1				7		4	
2								9
	6		5				2	
1		7			5			
				9	6	3		2
			8					5

Puzzle 404

			1			8	7	
7		8		5		1		
			2					
	3						2	6
	5			7			3	
4	7						5	
					5			
		4		6		5		3
	9	2			8			

Puzzle 405

		8				1		
5					1			4
			4		7		2	
4						8		6
		1		9		4		
7		9						1
	1		8		2			
6			5					3
		2				7		

Puzzle 406

2								8
			5	7				
		1		8			6	2
	6	2			3		7	
	7						8	
	1		7			6	9	
6	4			9		8		
				5	4			
9								4

Puzzle 407

	6			2			8	
4		5			9		7	2
	9							
1	2		8	5				
				9	7		3	8
							4	
3	4		9			8		6
	7			8			5	

Puzzle 408

6		2	5			8	7	
				8		5	1	
3					5		9	
			4		8			
	9		7					5
	1	8		2				
	7	5			6	2		4

Puzzle 409

					3			
8	6	5				1		
			2	8				6
				5	4	9		
4		6				8		5
		1	8	2				
1				7	8			
		3				4	8	1
			9					

Puzzle 410

3								8
		6	3		1			9
		4			6			
			6		4	8		
	6	9				5	1	
		7	1		2			
			7			3		
1			4		9	7		
9								5

Puzzle 411

		5		2				
		7				6		2
	1		6		8			
		3		9	5			
	8	2				7	1	
			2	8		5		
			1		2		5	
6		8				4		
				4		3		

Puzzle 412

	2	8	1			3		4
1			7				8	
	3					9	5	
	1		3		5		6	
	9	6					7	
	6				1			9
3		2			4	7	1	

Puzzle 413

						3		
	4			2	7			
8		7		9			6	
			7			6		
9		6		5		7		1
		5			8			
	1			7		5		9
			8	1			4	
		9						

Puzzle 414

7	3			4	1			6
			8			3	9	
6				5				
					4			
1		9				7		2
			5					
				2				3
	1	4			7			
9			4	3			6	1

Puzzle 415

6	2				7		3	
		5	8		4			2
		3						
		4		5				
	9		2		3		1	
				8		2		
						9		
1			9		5	7		
	3		6				2	1

Puzzle 416

		8		6			5	
4				9			1	2
	5		3			7		
	7				2			
		1				6		
			5				7	
		5			4		2	
2	1			5				4
	6			2		1		

Puzzle 417

			2		9	1		
	7			5	8			9
								2
		9		1				7
3	6						8	4
8				3		2		
7								
2			3	9			1	
		4	5		7			

Puzzle 418

					3	7		
	5							
3				6		5		8
			3			6		9
	3		7		6		1	
7		1			9			
1		7		5				6
							9	
		2	8					

Puzzle 419

	4	5		9			8	
			4			9	5	3
							1	
4			8	6				
		7				6		
				1	3			5
	6							
2	1	8			5			
	3			2		5	4	

Puzzle 420

		8		3				7
	7				9			
4					8	3		
9	1					6		
	2	4				1	9	
		7					3	5
		9	1					3
			6				2	
5				8		7		

Puzzle 421

		4						2
2			9					5
7		8	5					
	7			8	4			
		1	3		5	4		
			1	2			5	
					1	7		3
4					3			8
6						9		

Puzzle 422

1	4							7
				8			3	9
						5	6	
		6		9	4			1
		3				9		
7			2	5		4		
	1	2						
3	8			6				
9							4	3

Puzzle 423

4	5			9		8		1
						4		
		7	5				6	
2	8				6			
			4		7			
			8				2	5
	3				5	6		
		9						
6		5		1			9	7

Puzzle 424

		2		5	9			
	8		6			7		
5		9	8				3	
								6
8		1				3		9
4								
	4				6	5		2
		8			7		6	
			5	4		8		

Puzzle 425

	8			9		1		
							9	2
	2		5			3		7
2			1					4
		6				5		
8					4			1
6		8			2		7	
4	7							
		2		5			8	

Puzzle 426

7				1	5			6
		8	3					
			4			9	3	
					1	5		
	9			4			1	
		1	6					
	4	9			8			
					2	8		
8			5	3				1

Puzzle 427

7	4				8			
		2				5	8	
			7	3				
	7			1		4		
	5		3		4		2	
		9		6			3	
				8	7			
	6	4				1		
			2				6	8

Puzzle 428

		4		7			9	
	5						7	3
7	1					6		
		1			3			4
			6		1			
9			2			5		
		3					1	8
8	4						2	
	7			6		4		

Puzzle 429

	9	5	1					
								6
		4	8	5			2	
		1			8	2		
	8	2				1	3	
		9	4			6		
	2			1	4	5		
3								
					9	8	6	

Puzzle 430

7			1			8	5	
9				6				
1			5			4		7
		7						
	5		8		6		3	
						1		
2		9			1			3
				2				8
	7	3			5			6

Puzzle 431

	8		6	7		9		
4	5							
			4					6
9				5		7		
		3	9		7	2		
		5		1				9
8					2			
							7	3
		1		8	9		6	

Puzzle 432

	1	8			4			
				2				1
				8	7		3	6
			9			1	2	
8								3
	6	3			8			
7	5		6	1				
9				7				
			8			2	7	

Puzzle 433

8					2	3		
				6		1		2
			3		4			7
				1	5	2	9	
	1	3	2	8				
7			6		9			
2		6		5				
		5	7					8

Puzzle 434

			3					1
5	4			1	9			
				7	8			
							1	2
	5	1	4		3	6	7	
7	9							
			5	9				
			1	3			6	5
4					2			

Puzzle 435

		6			5		1	
8				1	4	3		
7							8	
			4					2
3								8
4					9			
	7							4
		9	2	6				1
	2		7			6		

Puzzle 436

				5	1			7
		2	7				5	8
8			9					
		9					7	
1		3				4		2
	8					1		
					9			5
9	2				7	3		
4			3	8				

Puzzle 437

		5	3	1		4		
				8		5		
9							2	3
5					2			
2			1		4			7
			5					2
7	9							5
		3		6				
		2		4	5	8		

Puzzle 438

3	5		2	6			9	
1			3					
2							5	
			4				1	
		9				6		
	7				5			
	3							5
					4			2
	8			3	7		4	1

Puzzle 439

3					4		1	
				1	9	8	6	
			7					4
			1	4			8	
		1				2		
	7			5	8			
7					3			
	1	5	6	8				
	8		4					2

Puzzle 440

			6					
4	1				9	2		
	8					5	3	4
				7	2			8
7								6
2			4	5				
3	6	4					8	
		1	9				4	5
					3			

Puzzle 441

8			7					
4				6				2
							1	
	4		5				3	6
		8	6		9	4		
3	9				1		2	
	5							
6				2				5
					3			4

Puzzle 442

	7		3					4
	6		1			2		
	3					8	6	1
			4		6			9
4			5		3			
9	1	6					3	
		5			1		2	
2					9		8	

Puzzle 443

5								9
		7		6		3	8	2
		3				7		
4		8			5			
			1		8			
			2			4		8
		4				6		
6	3	2		7		9		
9								7

Puzzle 444

3							9	
	9	6						1
		4	6	7				
			8			4		9
	4			2			8	
8		5			6			
				4	8	7		
4						1	3	
	5							6

Puzzle 445

		7	1			6		8
	6						1	
			8					5
	3	1			4	9		
8								3
		9	6			4	2	
2					3			
	9						4	
7		3			2	8		

Puzzle 446

4								7
	2	7	1	6			5	
	3		8					
1		5	7					
				1				
					4	2		6
					8		4	
	5			7	2	1	6	
3								5

Puzzle 447

	2			3		6		
			9		1	8		
			8					
	3	6						9
	7		5		3		8	
1						2	5	
					4			
		9	2		5			
		1		8			3	

Puzzle 448

		8	2					9
		2			1		6	
5						2	7	
2	9					3	8	
	6	5					9	1
	5	1						7
	4		8			6		
9					3	4		

Puzzle 449

	8	3		6	7			9
7	1					8		
					1			
				5		7		
1			7		6			5
		6		8				
			6					
		7					8	3
3			5	9		2	1	

Puzzle 450

	9	6				2		
	5	1		2	8			
							6	1
	1				6	4		
			9		7			
		8	1				7	
3	7							
			7	4		6	3	
		5				1	4	

Puzzle 451

		2	5		3		8	
	1	5		9				
		9						
1	6		3					
	3			2			4	
					7		6	5
						7		
				3		8	2	
	9		8		4	1		

Puzzle 452

1				5				
	8	9	1		4			
		5						7
					9		8	3
	6	1				4	2	
3	4		5					
4						8		
			7		6	9	3	
				2				4

Puzzle 453

							5	
	6				1			4
9			8		5	2		
	8			6		7		
3	7						2	9
		5		9			1	
		4	6		9			7
6			3				4	
	1							

Puzzle 454

7		3				2		
8	1	2		4		3		
						5		
9			8					5
			3		7			
6					5			1
		8						
		6		5		1	9	4
		5				7		3

Puzzle 455

		1			3			6
5	7				1	2		
	8		2		7			
	2							1
	3						9	
9							2	
			9		2		8	
		2	1				4	7
8			5			9		

Puzzle 456

	5						8	9
		2	8	4				
8			7				1	
			6					
		7	1		4	3		
					5			
	8				6			4
				3	7	8		
9	2						5	

Puzzle 457

		1			4			
8	5					6	3	
2			3	7				
		5	8				6	
	6						8	
	7				2	1		
				9	8			1
	1	4					9	7
			1			4		

Puzzle 458

4				9	1	7		
	3		2		6			
		7				8	2	
				8				9
	5						3	
7				3				
	7	5				4		
			3		4		9	
		6	7	1				5

Puzzle 459

	5				2	6		
4				8			3	
		1	6					5
	6	2			3			
			4			1	5	
8					6	5		
	7			4				3
		5	2				8	

Puzzle 460

		2		3			6	
7	1							
		5	6		7			
	2	8	1					
		3	8		9	7		
					3	6	1	
			7		5	2		
							8	3
	8			2		5		

Puzzle 461

					9	8	2	
	1							7
	3			1			5	
3			4	9				8
				6				
8				7	1			4
	4			3			6	
5							1	
	9	1	5					

Puzzle 462

					6	9		3
				2				
		3	5			2		1
5					8	6		4
	6						2	
2		7	4					8
3		2			5	7		
				9				
8		5	7					

Puzzle 463

			8			6		1
		4	3		2			
		6			1	7		
					6		9	
3		7				8		4
	5		1					
		2	7			4		
			5		9	1		
8		1			3			

Puzzle 464

				3	7			6
		7					9	
		6	1				5	
	1					7		9
			3		8			
5		3					2	
	6				2	8		
	7					6		
1			7	8				

Puzzle 465

2	1			3	5			8
7			4		8			
				2				
3	5					8		
			3		2			
		8					6	3
				6				
			8		9			6
9			7	1			3	5

Puzzle 466

	3			6			1	8
1			7	4		2	9	
			5			7		
		8	1		4	3		
		1			2			
	2	3		9	8			7
9	6			5			8	

Puzzle 467

					7		1	
	2			5				7
4		7	1					
2					3		5	
	9		6		2		8	
	3		8					1
					6	8		3
6				3			2	
	7		9					

Puzzle 468

		4			1			
						8	2	
		9		2	7		4	5
2	8				4			7
5			1				3	6
9	5		8	6		7		
	7	1						
			7			9		

Puzzle 469

				9	5			8
8			1			5		
	3					4		9
2	8			1				
		3				6		
				8			5	4
4		5					2	
		8			4			1
9			2	6				

Puzzle 470

1			8					7
		5	2		9			
4						5		2
				3	6		1	
	1						6	
	2		5	7				
6		8						1
			6		7	9		
9					4			6

Puzzle 471

	5		2	9				
		3	7					
7							5	1
	4				7	8	9	
				3				
	7	8	1				6	
4	8							3
					3	5		
				6	4		7	

Puzzle 472

7		1	3					
			2			5		
9				6			3	
					7			2
		6	4	9	5	1		
1			6					
	9			8				3
		8			2			
					6	4		5

Puzzle 473

		4				6		
1	2	6	4					
			5					9
			6		7			1
7		3				4		6
4			1		2			
3					9			
					4	8	9	7
		9				1		

Puzzle 474

						5	6	9
2		1		8				
6		5			9			
					7	9		
	3			1			8	
		9	8					
			1			7		6
				4		8		3
7	5	4						

Puzzle 475

6		8						
			6		2			3
	4		8			5	9	
				5		6		
		6	3		4	7		
		9		6				
	5	1			6		2	
4			9		7			
						8		1

Puzzle 476

						7		6
			9	6				8
8					3		4	
	6			4				7
9		5				1		2
2				1			6	
	9		6					1
1				7	5			
6		4						

Puzzle 477

		1						
3				9		6		2
		5	8		3			
				2			1	3
6		2				9		5
1	7			4				
			7		9	5		
2		7		3				6
						4		

Puzzle 478

		1	6		4	8		
								6
	9			8		3		
4	8			6				7
			4		9			
3				5			6	4
		3		7			8	
7								
		6	3		1	4		

Puzzle 479

	5				9	7		
			5	7			4	2
4					1			3
	2		1					
	4						2	
					2		7	
7			8					9
6	1			2	5			
		2	9				3	

Puzzle 480

3				9	6			
						1		
6	4	1					2	
	9				2	6		7
			4		5			
8		6	7				4	
	1					3	9	8
		4						
			3	5				4

Puzzle 481

	7		4					
		3		2		4		
				5			2	3
9		2	5					
7	8						6	1
					1	2		8
3	4			6				
		1		7		3		
					5		8	

Puzzle 482

				4		8	2	3
8			6					
3	1							
		1	3		6	7		
6								9
		2	4		1	5		
							9	8
					9			7
9	8	6		5				

Puzzle 483

	2	8	3					
		1		2				7
				6	4			
		2					7	9
3	9						4	1
7	1					5		
			9	5				
1				7		9		
					3	4	5	

Puzzle 484

			3			2	5	
3							1	7
	5	6		4				
		5	7					
	1		5		4		7	
					3	9		
				8		6	9	
6	9							8
	2	8			9			

Puzzle 485

					4	5	1	9
		9						
6					1	8		
	1		2		5			
	5		6		8		2	
			1		3		9	
		3	7					8
						2		
7	2	1	3					

Puzzle 486

		1						8
7				2				9
	2		4	3				
	7					2	6	
8		2				7		3
	1	3					8	
				7	4		9	
2				8				1
5						4		

Puzzle 487

7								
1			2				4	
3			7			2	5	
			5	9				8
4		1				3		2
8				3	2			
	8	6			9			3
	7				6			4
								7

Puzzle 488

		3		1				
8	1							3
		9				1	4	6
					5		6	2
			2		9			
6	9		8					
3	5	1				8		
4							5	1
				4		6		

Puzzle 489

	5	7		6	3			
	2	9					4	6
3			4					
	7	5						
			9		7			
						4	8	
					9			4
6	1					8	2	
			3	8		6	1	

Puzzle 490

					1	7		
			7	6				
1	5						8	6
			3			9	7	
	1	8				6	2	
	7	4			5			
4	8						6	2
				9	2			
		2	1					

Puzzle 491

3					7	4		6
1			3					2
			5				3	
				5		7		
7		4				6		1
		9		8				
	2				6			
6					9			7
8		1	2					4

Puzzle 492

				4				
	8					6	2	
9		4			1			
	1			6		3	7	
		7	4		3	2		
	2	3		9			1	
			7			9		5
	3	9					4	
				2				

Puzzle 493

6		5	4					8
	2	3						
			1			4		
			6			3		7
		6	9		8	1		
7		8			5			
		4			6			
						2	4	
5					1	9		6

Puzzle 494

			2			1	8	
				6				7
6	7				9			
3		4		9				1
		7				3		
1				3		4		2
			5				7	4
4				2				
	5	1			4			

Puzzle 495

		4				9		
5		3					1	4
	9			8				7
				7		3	2	
			1		8			
	6	8		5				
4				3			8	
6	7					5		9
		2				1		

Puzzle 496

		5	6	3		1		
				1	8		2	
	8							4
			5		9			6
		2				7		
5			1		2			
2							8	
	6		7	5				
		3		2	6	4		

Puzzle 497

			6			1	5	
					5			
1	6		3				9	
	3		8		4	9		
4								8
		9	7		6		2	
	5				9		3	2
			5					
	4	7			2			

Puzzle 498

		2	4			7	1	
	3				1			
		5		8	3			
		3	9					
7	4						9	1
					7	8		
			8	9		4		
			7				2	
	5	8			4	6		

Puzzle 499

6								7
4				6		9		
		9					6	
9					5	1	4	
	3		4		6		2	
	7	4	2					9
	4					5		
		3		7				8
8								1

Puzzle 500

		4	5					
	3			4	7		5	
9						2		
7						6	1	
6			9		4			5
	1	5						9
		1						7
	4		6	7			9	
					9	3		

Puzzle 501

3			6				4	8
				8	9	2		3
6			2					
		5						9
	1						7	
8						3		
					7			5
7		9	4	1				
4	8				6			2

Puzzle 502

	9		7				6	
			2	6	8			
	8					4		5
9						3	2	
			1		5			
	3	8						1
7		1					9	
			9	1	7			
	5				2		3	

Puzzle 503

	1							
5		8			9		4	2
		3		5	2			8
	8							
	7		9		4		8	
							6	
6			5	2		7		
8	5		7			6		3
							2	

Puzzle 504

8		2		5			7	
			3		2		4	9
1		4	6					
9			8		7			5
					3	6		7
3	2		9		6			
	8			7		1		6

Solution 01

1	2	6	7	3	9	5	8	4
7	4	8	6	2	5	1	3	9
9	3	5	1	4	8	7	6	2
5	7	4	3	8	1	2	9	6
6	1	2	9	5	4	8	7	3
8	9	3	2	6	7	4	5	1
4	8	9	5	1	3	6	2	7
3	6	1	8	7	2	9	4	5
2	5	7	4	9	6	3	1	8

Solution 02

5	8	9	6	1	3	4	7	2
7	4	3	2	5	8	6	1	9
1	6	2	7	9	4	5	3	8
2	7	6	9	4	1	8	5	3
4	1	5	3	8	6	9	2	7
3	9	8	5	7	2	1	6	4
9	2	1	4	3	5	7	8	6
6	5	4	8	2	7	3	9	1
8	3	7	1	6	9	2	4	5

Solution 03

3	2	4	9	6	7	5	1	8
6	9	8	2	1	5	3	4	7
1	5	7	4	8	3	2	6	9
8	6	1	5	7	9	4	2	3
4	7	9	3	2	1	8	5	6
5	3	2	8	4	6	7	9	1
7	8	5	1	9	4	6	3	2
9	4	6	7	3	2	1	8	5
2	1	3	6	5	8	9	7	4

Solution 04

4	9	8	3	7	5	2	6	1
7	2	6	4	1	8	3	5	9
1	3	5	6	9	2	8	7	4
2	1	3	9	6	4	5	8	7
6	8	9	7	5	3	1	4	2
5	4	7	2	8	1	9	3	6
9	7	2	5	3	6	4	1	8
3	6	1	8	4	9	7	2	5
8	5	4	1	2	7	6	9	3

Solution 05

6	4	1	2	8	7	5	3	9
8	7	9	4	5	3	2	6	1
5	3	2	1	9	6	4	7	8
4	1	5	6	2	8	7	9	3
9	2	7	3	1	5	6	8	4
3	8	6	9	7	4	1	2	5
2	9	3	5	6	1	8	4	7
7	5	4	8	3	2	9	1	6
1	6	8	7	4	9	3	5	2

Solution 06

8	7	6	5	1	4	9	3	2
9	2	5	6	7	3	4	1	8
3	4	1	8	2	9	6	5	7
2	1	8	9	4	7	5	6	3
5	3	7	1	6	2	8	4	9
4	6	9	3	5	8	7	2	1
1	5	3	7	9	6	2	8	4
7	8	4	2	3	5	1	9	6
6	9	2	4	8	1	3	7	5

Solution 07

2	8	3	5	9	1	7	4	6
7	1	6	8	4	3	5	9	2
5	9	4	2	7	6	8	3	1
4	6	7	9	3	5	2	1	8
9	5	2	1	6	8	3	7	4
1	3	8	4	2	7	9	6	5
6	2	9	3	5	4	1	8	7
8	7	5	6	1	9	4	2	3
3	4	1	7	8	2	6	5	9

Solution 08

2	3	5	4	7	9	1	6	8
4	7	9	6	1	8	3	5	2
8	1	6	5	3	2	4	7	9
7	5	4	9	2	1	8	3	6
9	6	2	3	8	5	7	4	1
3	8	1	7	6	4	9	2	5
5	4	7	1	9	6	2	8	3
6	9	8	2	4	3	5	1	7
1	2	3	8	5	7	6	9	4

Solution 09

2	9	6	3	8	5	1	4	7
7	3	4	6	2	1	9	5	8
1	5	8	7	9	4	2	3	6
8	2	3	5	4	9	6	7	1
6	1	7	8	3	2	4	9	5
5	4	9	1	6	7	8	2	3
3	7	2	4	1	8	5	6	9
9	8	5	2	7	6	3	1	4
4	6	1	9	5	3	7	8	2

Solution 10

Solution 11

6	4	2	3	7	8	1	5	9
9	1	3	2	4	5	6	8	7
7	8	5	9	6	1	4	3	2
4	5	1	8	3	7	2	9	6
2	7	6	5	9	4	8	1	3
3	9	8	6	1	2	7	4	5
8	2	9	4	5	6	3	7	1
5	6	7	1	8	3	9	2	4
1	3	4	7	2	9	5	6	8

Solution 11

7	1	6	4	8	2	5	3	9
3	5	2	6	1	9	4	7	8
4	8	9	7	5	3	2	6	1
2	3	1	5	4	7	9	8	6
8	4	7	3	9	6	1	2	5
9	6	5	8	2	1	7	4	3
6	9	4	2	3	5	8	1	7
5	7	8	1	6	4	3	9	2
1	2	3	9	7	8	6	5	4

Solution 12

9	5	2	7	3	1	8	6	4
1	8	3	6	4	5	2	7	9
6	7	4	2	9	8	3	1	5
2	3	1	4	6	9	7	5	8
5	9	7	3	8	2	1	4	6
4	6	8	5	1	7	9	3	2
3	2	5	8	7	6	4	9	1
7	1	6	9	2	4	5	8	3
8	4	9	1	5	3	6	2	7

Solution 13

7	5	3	9	1	4	2	6	8
2	1	4	6	7	8	3	5	9
6	9	8	3	2	5	4	1	7
9	6	1	5	3	2	8	7	4
3	2	5	8	4	7	1	9	6
4	8	7	1	6	9	5	2	3
8	7	6	4	5	1	9	3	2
5	3	9	2	8	6	7	4	1
1	4	2	7	9	3	6	8	5

Solution 14

3	2	9	8	4	6	7	5	1
4	7	8	3	5	1	6	2	9
1	5	6	7	9	2	3	8	4
6	4	7	5	2	8	1	9	3
9	8	5	6	1	3	2	4	7
2	3	1	9	7	4	8	6	5
7	9	3	2	8	5	4	1	6
5	1	2	4	6	7	9	3	8
8	6	4	1	3	9	5	7	2

Solution 15

4	8	9	7	6	3	2	5	1
6	3	2	1	4	5	7	9	8
1	7	5	2	8	9	4	3	6
2	9	1	6	3	7	5	8	4
3	4	6	9	5	8	1	7	2
8	5	7	4	1	2	9	6	3
5	6	4	3	7	1	8	2	9
7	2	3	8	9	4	6	1	5
9	1	8	5	2	6	3	4	7

Solution 16

Solution 17

3	7	2	4	6	5	8	9	1
6	8	1	9	2	7	4	5	3
4	9	5	3	1	8	2	6	7
5	4	3	7	9	6	1	2	8
9	1	6	2	8	3	7	4	5
7	2	8	5	4	1	6	3	9
8	3	7	6	5	4	9	1	2
2	5	4	1	7	9	3	8	6
1	6	9	8	3	2	5	7	4

Solution 17

8	7	5	4	9	3	2	6	1
3	4	2	8	6	1	5	7	9
1	6	9	2	5	7	3	8	4
4	9	7	3	1	6	8	5	2
6	3	8	9	2	5	4	1	7
5	2	1	7	8	4	6	9	3
9	1	4	6	3	8	7	2	5
7	5	6	1	4	2	9	3	8
2	8	3	5	7	9	1	4	6

Solution 18

Solution 20

4	1	3	8	2	6	9	5	7
9	2	8	1	7	5	4	6	3
7	5	6	9	4	3	1	2	8
5	6	7	4	9	8	3	1	2
2	4	9	7	3	1	5	8	6
8	3	1	6	5	2	7	4	9
6	7	4	5	8	9	2	3	1
1	9	2	3	6	4	8	7	5
3	8	5	2	1	7	6	9	4

Solution 19

4	3	7	2	9	1	8	6	5
5	8	6	3	7	4	2	9	1
2	9	1	6	5	8	7	4	3
8	4	5	9	1	7	3	2	6
6	7	3	8	2	5	4	1	9
1	2	9	4	6	3	5	7	8
9	5	4	1	8	2	6	3	7
3	6	8	7	4	9	1	5	2
7	1	2	5	3	6	9	8	4

Solution 20

4	7	2	6	5	3	1	8	9
6	1	3	2	8	9	4	5	7
5	8	9	4	1	7	6	3	2
9	2	5	1	6	4	3	7	8
3	6	8	5	7	2	9	1	4
1	4	7	3	9	8	5	2	6
7	9	6	8	3	1	2	4	5
2	5	1	7	4	6	8	9	3
8	3	4	9	2	5	7	6	1

Solution 21

4	8	3	1	9	6	5	2	7
2	1	5	7	3	8	4	6	9
9	7	6	4	5	2	3	1	8
1	5	8	9	7	3	6	4	2
6	2	9	5	8	4	1	7	3
7	3	4	2	6	1	8	9	5
3	4	1	8	2	7	9	5	6
8	9	2	6	4	5	7	3	1
5	6	7	3	1	9	2	8	4

Solution 22

6	8	4	2	3	9	1	5	7
3	7	2	1	8	5	6	9	4
5	9	1	7	6	4	8	2	3
4	2	6	9	1	7	3	8	5
1	3	8	4	5	6	9	7	2
7	5	9	8	2	3	4	1	6
9	4	3	5	7	1	2	6	8
8	1	7	6	4	2	5	3	9
2	6	5	3	9	8	7	4	1

Solution 23

1	3	9	6	4	2	7	8	5
5	4	2	9	7	8	6	3	1
8	7	6	1	5	3	9	2	4
7	1	3	5	8	6	2	4	9
9	5	4	2	1	7	8	6	3
2	6	8	4	3	9	1	5	7
6	2	1	3	9	4	5	7	8
4	8	5	7	6	1	3	9	2
3	9	7	8	2	5	4	1	6

Solution 24

8	5	1	7	2	6	9	3	4
2	3	7	1	4	9	5	6	8
9	6	4	8	5	3	1	7	2
4	7	6	5	1	2	3	8	9
3	9	2	6	8	4	7	1	5
1	8	5	3	9	7	4	2	6
5	4	3	2	7	8	6	9	1
7	2	9	4	6	1	8	5	3
6	1	8	9	3	5	2	4	7

Solution 25

8	5	3	2	9	4	6	7	1
7	9	1	6	3	5	4	8	2
4	6	2	7	1	8	5	9	3
3	4	6	5	2	7	8	1	9
5	1	7	3	8	9	2	6	4
2	8	9	1	4	6	7	3	5
6	3	5	4	7	1	9	2	8
9	2	4	8	6	3	1	5	7
1	7	8	9	5	2	3	4	6

Solution 26

9	8	3	1	6	2	7	5	4
1	6	4	3	5	7	9	8	2
7	5	2	8	9	4	1	6	3
2	1	9	7	4	8	5	3	6
4	3	5	2	1	6	8	7	9
6	7	8	5	3	9	4	2	1
3	9	6	4	7	5	2	1	8
5	2	1	9	8	3	6	4	7
8	4	7	6	2	1	3	9	5

Solution 27

4	9	3	8	7	6	1	5	2
2	5	1	9	4	3	7	8	6
8	7	6	5	2	1	9	3	4
5	1	8	6	9	4	2	7	3
6	4	9	2	3	7	5	1	8
7	3	2	1	5	8	4	6	9
3	6	5	4	1	9	8	2	7
1	8	4	7	6	2	3	9	5
9	2	7	3	8	5	6	4	1

Solution 28

7	8	6	5	4	1	9	2	3
2	5	9	6	3	8	1	4	7
3	4	1	2	7	9	6	5	8
8	7	3	1	5	2	4	6	9
5	9	2	8	6	4	3	7	1
6	1	4	3	9	7	5	8	2
9	3	7	4	8	6	2	1	5
4	2	8	9	1	5	7	3	6
1	6	5	7	2	3	8	9	4

Solution 29

3	7	2	9	4	5	1	6	8
6	9	1	3	8	2	4	5	7
8	4	5	7	1	6	9	2	3
5	1	7	4	3	8	2	9	6
4	8	6	5	2	9	3	7	1
2	3	9	1	6	7	8	4	5
9	6	8	2	5	3	7	1	4
1	2	3	6	7	4	5	8	9
7	5	4	8	9	1	6	3	2

Solution 30

Solution 31

3	9	2	1	4	5	8	6	7
1	6	5	2	8	7	3	4	9
4	7	8	3	6	9	2	1	5
2	8	6	4	5	3	7	9	1
7	5	4	9	2	1	6	3	8
9	1	3	8	7	6	5	2	4
8	3	9	7	1	2	4	5	6
5	2	7	6	9	4	1	8	3
6	4	1	5	3	8	9	7	2

Solution 31

3	6	8	4	2	5	1	9	7
5	7	1	6	3	9	2	4	8
4	2	9	8	1	7	6	5	3
2	3	4	9	7	8	5	1	6
6	9	5	1	4	3	7	8	2
1	8	7	5	6	2	4	3	9
7	1	6	3	8	4	9	2	5
9	4	3	2	5	6	8	7	1
8	5	2	7	9	1	3	6	4

Solution 32

7	9	4	1	6	2	5	8	3
5	6	8	7	4	3	2	1	9
3	2	1	9	8	5	6	7	4
1	7	9	4	3	6	8	5	2
4	3	2	5	7	8	1	9	6
8	5	6	2	1	9	3	4	7
2	8	7	3	9	1	4	6	5
6	4	3	8	5	7	9	2	1
9	1	5	6	2	4	7	3	8

Solution 33

5	3	4	2	8	6	7	9	1
1	9	2	7	3	5	8	6	4
6	7	8	4	9	1	5	2	3
3	1	6	8	7	9	4	5	2
8	2	7	3	5	4	6	1	9
4	5	9	1	6	2	3	7	8
7	4	5	9	1	3	2	8	6
9	6	3	5	2	8	1	4	7
2	8	1	6	4	7	9	3	5

Solution 34

5	3	4	1	9	8	2	7	6
6	9	1	5	7	2	3	8	4
8	2	7	3	6	4	5	1	9
2	4	3	7	8	5	6	9	1
9	5	8	4	1	6	7	2	3
7	1	6	2	3	9	4	5	8
3	8	9	6	5	7	1	4	2
4	6	5	9	2	1	8	3	7
1	7	2	8	4	3	9	6	5

Solution 35

3	1	2	5	4	6	7	9	8
6	5	7	1	9	8	4	2	3
4	9	8	7	2	3	6	1	5
1	4	6	3	5	7	2	8	9
8	2	9	4	6	1	5	3	7
7	3	5	9	8	2	1	6	4
2	7	4	6	3	9	8	5	1
5	6	3	8	1	4	9	7	2
9	8	1	2	7	5	3	4	6

Solution 36

Solution 38

5	4	7	2	1	3	6	8	9
3	6	1	5	9	8	2	7	4
9	2	8	6	4	7	3	1	5
4	3	5	9	2	1	7	6	8
1	9	6	8	7	5	4	2	3
8	7	2	4	3	6	9	5	1
6	5	3	7	8	4	1	9	2
2	8	4	1	6	9	5	3	7
7	1	9	3	5	2	8	4	6

Solution 37

5	6	7	2	4	8	9	3	1
3	2	8	7	1	9	6	4	5
1	4	9	6	3	5	2	8	7
9	8	1	5	2	3	4	7	6
6	3	2	4	9	7	5	1	8
4	7	5	8	6	1	3	2	9
8	9	3	1	5	2	7	6	4
7	5	6	3	8	4	1	9	2
2	1	4	9	7	6	8	5	3

Solution38 Solution 41

6	2	3	8	5	1	7	9	4
4	9	7	3	6	2	1	5	8
5	8	1	9	7	4	6	3	2
8	1	5	7	2	6	3	4	9
3	4	9	5	1	8	2	6	7
7	6	2	4	9	3	5	8	1
1	7	8	6	3	9	4	2	5
9	5	6	2	4	7	8	1	3
2	3	4	1	8	5	9	7	6

Solution 39

6	2	3	4	8	1	7	5	9
1	4	5	3	7	9	6	2	8
9	8	7	5	2	6	4	1	3
5	6	2	9	3	7	1	8	4
3	9	1	2	4	8	5	7	6
4	7	8	6	1	5	9	3	2
2	3	9	1	5	4	8	6	7
7	5	6	8	9	2	3	4	1
8	1	4	7	6	3	2	9	5

Solution 40

5	4	3	6	1	2	9	7	8
8	7	6	3	5	9	4	1	2
2	1	9	7	8	4	5	3	6
9	2	8	5	4	7	3	6	1
3	6	1	2	9	8	7	5	4
7	5	4	1	3	6	8	2	9
4	3	2	9	6	5	1	8	7
6	8	5	4	7	1	2	9	3
1	9	7	8	2	3	6	4	5

Solution 41

5	3	7	9	2	4	8	1	6
9	4	6	3	1	8	2	7	5
8	1	2	5	7	6	3	9	4
2	9	4	6	8	1	5	3	7
6	7	5	4	9	3	1	2	8
3	8	1	2	5	7	4	6	9
4	2	8	7	3	9	6	5	1
7	6	3	1	4	5	9	8	2
1	5	9	8	6	2	7	4	3

Solution 42

2	3	7	9	5	6	8	4	1
5	4	9	3	1	8	6	2	7
6	1	8	4	2	7	9	3	5
8	5	2	7	3	4	1	6	9
3	6	1	2	8	9	5	7	4
7	9	4	1	6	5	3	8	2
1	7	5	6	4	3	2	9	8
9	2	3	8	7	1	4	5	6
4	8	6	5	9	2	7	1	3

Solution 43

1	2	6	4	3	7	5	8	9
5	3	4	6	8	9	1	2	7
8	7	9	1	5	2	4	6	3
2	5	1	3	7	8	6	9	4
6	4	3	5	9	1	8	7	2
9	8	7	2	6	4	3	1	5
3	1	5	7	2	6	9	4	8
4	9	2	8	1	5	7	3	6
7	6	8	9	4	3	2	5	1

Solution 44

6	3	8	2	4	1	5	7	9
4	5	9	3	6	7	8	1	2
2	1	7	5	9	8	6	3	4
8	9	4	6	1	2	3	5	7
5	7	3	4	8	9	2	6	1
1	2	6	7	5	3	4	9	8
3	6	2	1	7	4	9	8	5
7	8	5	9	2	6	1	4	3
9	4	1	8	3	5	7	2	6

Solution 45

7	4	1	2	3	9	8	5	6
3	9	6	4	5	8	1	2	7
5	2	8	1	7	6	4	3	9
2	8	4	3	1	7	6	9	5
1	6	5	8	9	2	7	4	3
9	7	3	5	6	4	2	1	8
6	1	2	9	8	3	5	7	4
8	5	9	7	4	1	3	6	2
4	3	7	6	2	5	9	8	1

Solution 46

3	2	1	7	6	5	4	9	8
8	5	6	2	4	9	7	1	3
9	4	7	3	1	8	5	6	2
4	3	8	5	2	1	9	7	6
1	9	5	8	7	6	2	3	4
7	6	2	4	9	3	8	5	1
2	7	3	6	5	4	1	8	9
5	8	9	1	3	2	6	4	7
6	1	4	9	8	7	3	2	5

Solution 47

4	7	5	6	8	1	9	3	2
2	6	9	7	3	4	8	1	5
1	3	8	5	9	2	6	4	7
6	1	3	9	2	8	7	5	4
5	4	2	1	6	7	3	9	8
9	8	7	4	5	3	1	2	6
3	2	1	8	4	6	5	7	9
7	9	6	2	1	5	4	8	3
8	5	4	3	7	9	2	6	1

Solution 48

7	5	8	4	1	6	9	3	2
2	9	3	7	5	8	6	4	1
4	1	6	3	9	2	8	5	7
3	4	1	2	8	5	7	9	6
6	8	2	9	3	7	4	1	5
5	7	9	6	4	1	3	2	8
1	3	7	8	2	4	5	6	9
9	6	5	1	7	3	2	8	4
8	2	4	5	6	9	1	7	3

Solution 49

3	5	2	9	6	1	7	4	8
7	6	4	3	8	5	2	1	9
9	8	1	7	4	2	5	3	6
1	2	6	4	9	7	3	8	5
8	4	9	1	5	3	6	7	2
5	7	3	8	2	6	1	9	4
4	3	5	2	1	9	8	6	7
2	1	8	6	7	4	9	5	3
6	9	7	5	3	8	4	2	1

Solution 50

3	9	1	7	6	5	4	8	2
8	2	7	3	9	4	5	6	1
4	5	6	8	2	1	9	3	7
9	1	4	5	8	2	3	7	6
6	3	2	9	4	7	1	5	8
5	7	8	1	3	6	2	4	9
2	6	9	4	5	8	7	1	3
7	8	5	2	1	3	6	9	4
1	4	3	6	7	9	8	2	5

Solution 51

4	8	7	2	1	5	6	3	9
6	5	3	4	7	9	2	1	8
1	2	9	6	3	8	4	7	5
7	6	1	5	8	3	9	2	4
3	4	2	1	9	6	5	8	7
5	9	8	7	4	2	1	6	3
2	1	4	8	5	7	3	9	6
8	3	6	9	2	4	7	5	1
9	7	5	3	6	1	8	4	2

Solution 52

8	6	9	4	3	1	2	5	7
2	7	4	5	8	6	3	1	9
3	1	5	2	7	9	6	4	8
7	3	2	8	6	5	1	9	4
9	5	6	1	2	4	7	8	3
4	8	1	3	9	7	5	6	2
1	9	3	7	5	8	4	2	6
6	4	7	9	1	2	8	3	5
5	2	8	6	4	3	9	7	1

Solution 53

4	2	1	3	6	5	7	8	9
3	9	7	1	2	8	6	5	4
6	5	8	7	4	9	3	1	2
8	1	5	4	3	7	2	9	6
2	3	4	6	9	1	8	7	5
9	7	6	8	5	2	1	4	3
1	6	3	9	7	4	5	2	8
7	4	2	5	8	3	9	6	1
5	8	9	2	1	6	4	3	7

Solution 54

8	4	9	6	2	7	1	5	3
5	6	2	1	4	3	9	8	7
7	1	3	8	5	9	2	6	4
9	2	8	7	6	4	3	1	5
6	7	1	9	3	5	4	2	8
4	3	5	2	8	1	6	7	9
1	5	4	3	7	2	8	9	6
3	9	6	5	1	8	7	4	2
2	8	7	4	9	6	5	3	1

Solution 55

7	6	8	3	9	1	4	2	5
1	4	3	8	2	5	9	7	6
9	2	5	6	7	4	3	8	1
4	3	9	7	8	6	1	5	2
6	1	7	5	3	2	8	4	9
8	5	2	1	4	9	6	3	7
3	9	4	2	6	7	5	1	8
5	7	6	4	1	8	2	9	3
2	8	1	9	5	3	7	6	4

Solution 56

1	2	7	5	3	9	6	4	8
5	3	8	4	1	6	2	7	9
6	4	9	2	7	8	5	1	3
3	6	5	1	4	2	9	8	7
7	1	2	8	9	5	3	6	4
9	8	4	3	6	7	1	2	5
4	5	3	6	8	1	7	9	2
2	7	1	9	5	4	8	3	6
8	9	6	7	2	3	4	5	1

Solution 57

7	3	6	8	9	4	1	2	5
5	2	4	7	3	1	8	6	9
1	8	9	2	5	6	7	4	3
3	4	5	6	1	7	2	9	8
8	1	7	4	2	9	3	5	6
9	6	2	3	8	5	4	1	7
4	5	3	9	7	2	6	8	1
2	9	8	1	6	3	5	7	4
6	7	1	5	4	8	9	3	2

Solution 58

9	1	8	4	3	2	5	6	7
2	7	5	9	6	8	4	1	3
4	3	6	1	5	7	8	9	2
6	9	1	5	4	3	7	2	8
3	2	7	8	9	1	6	4	5
5	8	4	2	7	6	9	3	1
1	5	3	6	8	4	2	7	9
8	6	2	7	1	9	3	5	4
7	4	9	3	2	5	1	8	6

Solution 59

6	8	2	4	7	5	3	9	1
3	4	9	6	1	2	8	7	5
5	1	7	3	9	8	6	2	4
2	7	3	1	8	6	5	4	9
4	6	8	7	5	9	1	3	2
9	5	1	2	4	3	7	8	6
8	9	4	5	6	7	2	1	3
1	2	6	8	3	4	9	5	7
7	3	5	9	2	1	4	6	8

Solution 60

9	7	2	6	3	4	8	1	5
4	8	1	5	9	7	6	3	2
5	3	6	8	1	2	7	4	9
6	4	8	2	5	1	9	7	3
3	5	7	9	4	6	2	8	1
1	2	9	3	7	8	5	6	4
8	1	5	4	6	9	3	2	7
2	9	4	7	8	3	1	5	6
7	6	3	1	2	5	4	9	8

Solution 61

1	2	3	4	5	8	6	7	9
5	8	9	2	6	7	1	4	3
6	4	7	3	1	9	5	2	8
8	1	2	5	3	4	9	6	7
9	3	4	7	2	6	8	5	1
7	5	6	8	9	1	2	3	4
2	7	8	9	4	5	3	1	6
4	6	5	1	8	3	7	9	2
3	9	1	6	7	2	4	8	5

Solution 62

6	3	5	2	8	9	4	1	7
4	1	8	3	7	6	5	2	9
2	7	9	1	5	4	8	6	3
7	9	2	8	4	3	1	5	6
3	4	6	5	2	1	7	9	8
5	8	1	9	6	7	2	3	4
1	2	7	6	9	8	3	4	5
8	6	3	4	1	5	9	7	2
9	5	4	7	3	2	6	8	1

Solution 63

4	3	2	7	5	1	8	6	9
6	8	7	4	3	9	1	2	5
5	1	9	6	2	8	7	3	4
8	2	4	3	7	5	9	1	6
9	5	6	2	1	4	3	7	8
3	7	1	8	9	6	5	4	2
1	9	3	5	6	2	4	8	7
7	6	8	9	4	3	2	5	1
2	4	5	1	8	7	6	9	3

Solution 64

3	7	4	1	2	8	5	6	9
2	8	1	6	5	9	3	4	7
5	9	6	7	3	4	8	1	2
1	3	9	4	8	6	2	7	5
6	4	2	3	7	5	9	8	1
8	5	7	2	9	1	4	3	6
4	6	5	9	1	3	7	2	8
9	2	3	8	6	7	1	5	4
7	1	8	5	4	2	6	9	3

Solution 65

2	5	3	9	1	8	4	7	6
1	4	6	7	5	3	8	9	2
8	9	7	2	6	4	5	3	1
4	1	5	6	9	2	7	8	3
6	7	9	3	8	1	2	4	5
3	2	8	5	4	7	1	6	9
7	6	1	8	3	5	9	2	4
5	3	2	4	7	9	6	1	8
9	8	4	1	2	6	3	5	7

Solution 66

2	4	9	1	5	7	3	8	6
7	1	5	8	6	3	9	2	4
8	6	3	2	9	4	1	7	5
4	8	2	3	1	9	5	6	7
5	9	1	4	7	6	8	3	2
6	3	7	5	2	8	4	9	1
1	2	6	9	3	5	7	4	8
9	7	4	6	8	1	2	5	3
3	5	8	7	4	2	6	1	9

Solution 67

1	2	6	9	8	7	4	5	3
8	7	3	5	2	4	6	9	1
9	5	4	6	1	3	7	2	8
7	3	2	4	5	6	8	1	9
4	8	5	2	9	1	3	7	6
6	9	1	7	3	8	5	4	2
3	4	7	1	6	2	9	8	5
2	6	9	8	7	5	1	3	4
5	1	8	3	4	9	2	6	7

Solution 68

5	4	6	2	7	8	3	1	9
7	9	3	4	5	1	8	2	6
2	1	8	3	6	9	7	5	4
4	3	7	5	2	6	1	9	8
8	5	1	7	9	3	6	4	2
9	6	2	8	1	4	5	3	7
1	8	5	9	4	7	2	6	3
3	2	4	6	8	5	9	7	1
6	7	9	1	3	2	4	8	5

Solution 69

2	4	8	5	7	3	9	1	6
9	6	1	4	2	8	3	5	7
5	7	3	6	1	9	2	8	4
4	2	9	8	6	7	1	3	5
3	8	6	1	4	5	7	9	2
7	1	5	9	3	2	6	4	8
8	3	2	7	5	1	4	6	9
6	9	7	3	8	4	5	2	1
1	5	4	2	9	6	8	7	3

Solution 70

Solution 71

5	7	8	2	3	9	4	6	1
4	2	3	5	1	6	9	8	7
6	1	9	7	4	8	2	5	3
8	6	4	3	5	2	1	7	9
2	9	7	4	6	1	8	3	5
3	5	1	9	8	7	6	4	2
7	4	6	1	2	3	5	9	8
1	3	5	8	9	4	7	2	6
9	8	2	6	7	5	3	1	4

Solution 71

3	7	9	1	4	5	6	8	2
5	1	6	7	2	8	9	3	4
2	8	4	9	6	3	1	5	7
9	6	2	5	3	4	7	1	8
8	4	3	6	1	7	5	2	9
7	5	1	2	8	9	4	6	3
6	3	5	4	7	2	8	9	1
4	9	8	3	5	1	2	7	6
1	2	7	8	9	6	3	4	5

Solution 72

8	3	5	2	9	6	1	7	4
1	9	2	3	7	4	5	8	6
6	4	7	8	5	1	9	2	3
2	1	8	6	3	5	7	4	9
9	7	6	1	4	2	3	5	8
4	5	3	9	8	7	2	6	1
5	2	1	4	6	9	8	3	7
7	8	4	5	1	3	6	9	2
3	6	9	7	2	8	4	1	5

Solution 73

1	9	5	3	8	7	4	6	2
4	8	6	5	2	1	7	9	3
2	3	7	6	4	9	5	8	1
5	2	3	9	7	6	8	1	4
6	4	8	1	5	2	3	7	9
9	7	1	4	3	8	2	5	6
3	6	2	7	1	5	9	4	8
7	1	4	8	9	3	6	2	5
8	5	9	2	6	4	1	3	7

Solution 74

5	8	4	3	7	1	6	9	2
9	2	3	4	5	6	7	1	8
7	1	6	9	2	8	4	5	3
6	5	8	7	1	2	9	3	4
2	4	1	5	9	3	8	6	7
3	9	7	8	6	4	1	2	5
4	3	9	6	8	5	2	7	1
1	6	5	2	4	7	3	8	9
8	7	2	1	3	9	5	4	6

Solution 75

7	5	9	2	6	1	8	4	3
2	6	3	5	8	4	7	9	1
4	8	1	3	9	7	2	6	5
3	4	5	1	2	8	9	7	6
6	7	8	9	3	5	1	2	4
1	9	2	7	4	6	3	5	8
9	2	4	8	5	3	6	1	7
8	1	6	4	7	2	5	3	9
5	3	7	6	1	9	4	8	2

Solution 76

Solution 77

1	9	6	7	3	5	2	8	4
3	5	8	6	2	4	9	1	7
7	4	2	9	8	1	3	5	6
6	2	7	8	4	3	1	9	5
4	1	5	2	9	7	8	6	3
9	8	3	5	1	6	4	7	2
8	6	9	3	7	2	5	4	1
5	3	1	4	6	9	7	2	8
2	7	4	1	5	8	6	3	9

Solution 77

7	1	4	9	5	3	2	6	8
3	5	8	7	6	2	1	9	4
9	6	2	1	8	4	7	3	5
6	9	5	3	1	8	4	7	2
2	8	1	6	4	7	3	5	9
4	3	7	5	2	9	6	8	1
1	7	9	4	3	5	8	2	6
5	2	6	8	7	1	9	4	3
8	4	3	2	9	6	5	1	7

Solution 78 Solution

6	2	9	8	4	5	7	3	1
4	5	3	9	7	1	2	6	8
7	1	8	3	2	6	4	5	9
8	6	4	2	5	3	9	1	7
9	7	1	4	6	8	3	2	5
2	3	5	7	1	9	6	8	4
5	4	7	6	8	2	1	9	3
1	9	6	5	3	4	8	7	2
3	8	2	1	9	7	5	4	6

Solution 79

1	4	7	6	2	5	3	8	9
2	6	5	8	3	9	7	1	4
3	9	8	4	1	7	2	5	6
8	2	9	7	4	3	1	6	5
7	1	3	5	9	6	8	4	2
6	5	4	1	8	2	9	7	3
4	8	2	9	5	1	6	3	7
9	7	1	3	6	4	5	2	8
5	3	6	2	7	8	4	9	1

Solution 80

4	7	9	2	3	5	8	1	6
2	5	3	8	6	1	7	4	9
6	1	8	4	7	9	3	5	2
5	8	2	9	4	3	6	7	1
3	4	1	7	2	6	9	8	5
7	9	6	5	1	8	4	2	3
8	2	5	3	9	4	1	6	7
1	3	7	6	8	2	5	9	4
9	6	4	1	5	7	2	3	8

Solution 81

2	7	4	1	5	3	9	6	8
3	6	5	7	8	9	2	4	1
8	9	1	4	2	6	7	3	5
5	1	9	6	7	2	4	8	3
7	2	3	8	1	4	6	5	9
4	8	6	9	3	5	1	2	7
1	3	2	5	4	7	8	9	6
9	4	8	3	6	1	5	7	2
6	5	7	2	9	8	3	1	4

Solution 82

2	5	6	8	9	7	1	4	3
3	7	8	2	4	1	5	6	9
4	1	9	6	3	5	8	7	2
8	2	7	4	1	6	3	9	5
1	6	5	3	2	9	4	8	7
9	3	4	7	5	8	2	1	6
5	9	3	1	7	4	6	2	8
7	8	1	5	6	2	9	3	4
6	4	2	9	8	3	7	5	1

Solution 83

1	5	6	9	8	2	7	4	3
4	8	7	6	5	3	9	1	2
3	2	9	7	1	4	5	6	8
6	9	4	8	7	5	3	2	1
8	1	3	2	9	6	4	7	5
5	7	2	3	4	1	8	9	6
9	3	1	5	2	7	6	8	4
7	4	5	1	6	8	2	3	9
2	6	8	4	3	9	1	5	7

Solution 84

2	9	8	1	6	7	5	4	3
1	3	7	4	5	8	2	6	9
4	5	6	9	3	2	7	8	1
9	7	5	2	4	1	6	3	8
3	6	2	8	9	5	4	1	7
8	1	4	3	7	6	9	5	2
6	8	1	7	2	4	3	9	5
5	2	9	6	8	3	1	7	4
7	4	3	5	1	9	8	2	6

Solution 85

6	3	4	2	9	7	1	8	5
7	2	5	6	1	8	3	9	4
9	8	1	5	4	3	6	2	7
3	6	2	9	8	4	5	7	1
8	4	7	1	5	2	9	6	3
5	1	9	7	3	6	2	4	8
1	7	8	3	2	9	4	5	6
2	5	6	4	7	1	8	3	9
4	9	3	8	6	5	7	1	2

Solution 86

1	7	6	9	5	4	2	3	8
5	8	4	7	2	3	6	1	9
2	3	9	1	6	8	4	7	5
4	6	1	5	7	2	9	8	3
8	5	3	6	4	9	7	2	1
9	2	7	3	8	1	5	4	6
6	9	8	4	3	7	1	5	2
3	4	5	2	1	6	8	9	7
7	1	2	8	9	5	3	6	4

Solution 87

2	7	3	4	5	8	6	1	9
5	9	4	1	2	6	8	3	7
1	6	8	7	9	3	2	4	5
8	2	9	5	3	7	1	6	4
7	5	1	6	4	2	9	8	3
4	3	6	8	1	9	7	5	2
6	1	5	2	7	4	3	9	8
9	4	7	3	8	1	5	2	6
3	8	2	9	6	5	4	7	1

Solution 88

6	3	4	5	8	1	2	7	9
1	8	5	7	2	9	3	4	6
9	2	7	4	6	3	5	8	1
2	6	8	3	5	7	9	1	4
4	9	3	6	1	2	8	5	7
7	5	1	9	4	8	6	3	2
8	7	6	2	3	4	1	9	5
3	4	2	1	9	5	7	6	8
5	1	9	8	7	6	4	2	3

Solution 89

7	5	3	9	6	2	8	4	1
2	8	4	1	7	5	3	9	6
1	6	9	4	8	3	5	7	2
8	4	1	7	5	9	2	6	3
3	9	2	8	1	6	4	5	7
6	7	5	3	2	4	1	8	9
4	3	6	2	9	8	7	1	5
5	2	7	6	4	1	9	3	8
9	1	8	5	3	7	6	2	4

Solution 90

Solution 90

9	7	2	6	5	1	3	8	4
1	6	4	2	3	8	9	5	7
3	8	5	9	7	4	1	6	2
2	3	1	7	4	5	8	9	6
4	5	7	8	6	9	2	1	3
8	9	6	3	1	2	7	4	5
7	4	8	1	2	6	5	3	9
5	1	3	4	9	7	6	2	8
6	2	9	5	8	3	4	7	1

Solution 91

7	2	6	4	9	3	8	5	1
4	9	8	6	5	1	7	2	3
1	3	5	8	7	2	9	4	6
5	6	2	3	8	9	1	7	4
9	8	4	2	1	7	3	6	5
3	7	1	5	6	4	2	8	9
2	5	9	1	4	8	6	3	7
8	4	7	9	3	6	5	1	2
6	1	3	7	2	5	4	9	8

Solution 92

4	2	9	3	5	1	6	7	8
3	7	8	6	9	4	5	1	2
1	5	6	8	7	2	3	4	9
9	6	3	7	1	8	4	2	5
5	8	7	4	2	6	9	3	1
2	4	1	5	3	9	7	8	6
7	1	4	9	8	5	2	6	3
6	9	2	1	4	3	8	5	7
8	3	5	2	6	7	1	9	4

Solution 93

7	2	9	5	6	4	3	8	1
8	4	6	9	1	3	5	7	2
1	5	3	7	2	8	9	4	6
3	8	4	1	5	7	2	6	9
5	1	2	6	8	9	7	3	4
9	6	7	3	4	2	8	1	5
4	7	5	2	3	6	1	9	8
2	9	8	4	7	1	6	5	3
6	3	1	8	9	5	4	2	7

Solution 94

7	2	9	8	3	6	4	5	1
5	4	8	7	1	9	6	3	2
6	3	1	5	4	2	8	9	7
9	1	3	6	2	5	7	8	4
2	6	5	4	8	7	9	1	3
4	8	7	1	9	3	2	6	5
3	7	4	9	6	1	5	2	8
1	5	6	2	7	8	3	4	9
8	9	2	3	5	4	1	7	6

Solution 95

2	7	3	9	5	6	8	4	1
5	6	8	2	1	4	3	7	9
4	9	1	8	3	7	6	5	2
3	5	2	1	7	9	4	8	6
7	1	6	3	4	8	2	9	5
9	8	4	6	2	5	1	3	7
1	3	9	7	8	2	5	6	4
8	4	7	5	6	1	9	2	3
6	2	5	4	9	3	7	1	8

Solution 96

Solution 97

2	5	1	4	3	9	8	6	7
9	8	4	1	7	6	2	3	5
6	3	7	8	2	5	9	1	4
3	7	5	9	1	8	4	2	6
8	4	6	7	5	2	1	9	3
1	9	2	6	4	3	7	5	8
7	2	8	3	6	1	5	4	9
4	1	3	5	9	7	6	8	2
5	6	9	2	8	4	3	7	1

Solution 97

8	4	7	2	3	5	6	9	1
5	9	6	4	7	1	8	2	3
3	2	1	6	9	8	5	4	7
1	7	9	8	5	2	4	3	6
6	3	8	1	4	7	9	5	2
2	5	4	3	6	9	7	1	8
9	6	2	7	1	4	3	8	5
7	1	5	9	8	3	2	6	4
4	8	3	5	2	6	1	7	9

Solution 98

Solution 98

8	3	6	4	1	2	7	9	5
2	9	5	3	8	7	1	6	4
4	1	7	9	5	6	3	2	8
6	4	2	1	9	3	8	5	7
7	5	1	8	6	4	2	3	9
9	8	3	2	7	5	4	1	6
3	2	9	6	4	8	5	7	1
5	6	4	7	3	1	9	8	2
1	7	8	5	2	9	6	4	3

Solution 99

3	6	5	9	8	7	1	4	2
8	7	4	2	5	1	9	6	3
1	2	9	6	3	4	5	7	8
5	8	2	4	1	3	7	9	6
6	3	7	8	9	5	2	1	4
9	4	1	7	6	2	8	3	5
2	9	3	5	7	6	4	8	1
7	5	6	1	4	8	3	2	9
4	1	8	3	2	9	6	5	7

Solution 100

4	2	7	1	5	3	9	8	6
1	9	5	6	8	4	3	2	7
3	6	8	2	7	9	1	4	5
5	3	6	8	4	7	2	9	1
2	1	9	3	6	5	4	7	8
7	8	4	9	2	1	6	5	3
6	7	2	4	3	8	5	1	9
9	5	3	7	1	2	8	6	4
8	4	1	5	9	6	7	3	2

Solution 101

5	9	1	3	4	8	7	2	6
2	4	3	7	9	6	5	1	8
8	7	6	1	5	2	4	3	9
7	3	4	5	6	1	8	9	2
1	6	2	4	8	9	3	7	5
9	5	8	2	7	3	6	4	1
3	8	5	9	1	7	2	6	4
6	1	7	8	2	4	9	5	3
4	2	9	6	3	5	1	8	7

Solution 102

4	8	2	5	1	9	3	7	6
5	1	7	3	4	6	8	2	9
3	6	9	8	7	2	4	1	5
2	4	1	9	3	8	6	5	7
8	3	5	6	2	7	1	9	4
7	9	6	4	5	1	2	3	8
1	5	3	7	8	4	9	6	2
6	7	8	2	9	3	5	4	1
9	2	4	1	6	5	7	8	3

Solution 103

4	7	2	1	6	3	5	9	8
9	5	1	2	7	8	3	4	6
3	8	6	5	4	9	1	2	7
2	4	3	8	5	1	7	6	9
7	1	5	6	9	4	8	3	2
6	9	8	7	3	2	4	5	1
1	2	4	3	8	6	9	7	5
5	6	9	4	1	7	2	8	3
8	3	7	9	2	5	6	1	4

Solution 104

9	3	7	6	2	8	1	4	5
5	1	2	7	4	9	6	8	3
4	8	6	3	1	5	9	7	2
7	2	3	5	9	1	8	6	4
1	6	5	4	8	7	3	2	9
8	4	9	2	6	3	7	5	1
6	5	1	9	7	4	2	3	8
2	9	4	8	3	6	5	1	7
3	7	8	1	5	2	4	9	6

Solution 105

3	2	5	1	4	9	6	8	7
6	8	1	7	2	3	5	4	9
4	7	9	6	5	8	1	2	3
9	1	4	8	3	6	7	5	2
7	5	3	2	9	4	8	1	6
2	6	8	5	1	7	9	3	4
1	4	6	3	7	5	2	9	8
5	9	7	4	8	2	3	6	1
8	3	2	9	6	1	4	7	5

Solution 106

4	2	3	6	9	1	7	5	8
6	1	8	4	5	7	3	9	2
7	5	9	2	8	3	4	1	6
3	6	5	7	4	8	1	2	9
8	9	4	3	1	2	6	7	5
1	7	2	9	6	5	8	3	4
5	4	7	8	3	9	2	6	1
2	8	1	5	7	6	9	4	3
9	3	6	1	2	4	5	8	7

Solution 107

8	7	2	5	6	9	3	1	4
4	3	9	1	2	8	5	6	7
6	5	1	7	3	4	8	9	2
3	2	5	6	4	7	9	8	1
7	8	4	9	5	1	2	3	6
1	9	6	2	8	3	7	4	5
2	6	3	4	9	5	1	7	8
5	1	8	3	7	6	4	2	9
9	4	7	8	1	2	6	5	3

Solution 108

7	5	4	2	3	9	6	1	8
2	8	6	4	1	5	7	3	9
9	1	3	7	6	8	4	2	5
8	3	1	6	9	2	5	4	7
4	7	9	3	5	1	8	6	2
5	6	2	8	4	7	3	9	1
3	9	8	1	7	4	2	5	6
6	2	5	9	8	3	1	7	4
1	4	7	5	2	6	9	8	3

Solution 109

9	5	4	2	3	1	6	8	7
7	8	1	5	6	4	3	9	2
6	2	3	7	8	9	5	4	1
8	6	9	4	2	5	7	1	3
1	4	5	3	9	7	2	6	8
3	7	2	6	1	8	9	5	4
5	1	6	8	7	3	4	2	9
4	3	8	9	5	2	1	7	6
2	9	7	1	4	6	8	3	5

Solution 110

Solution 110

5	8	3	7	1	2	4	9	6
6	4	9	3	8	5	2	1	7
1	7	2	6	9	4	5	3	8
9	1	8	2	6	7	3	5	4
3	6	4	8	5	9	7	2	1
2	5	7	4	3	1	8	6	9
4	2	6	1	7	3	9	8	5
7	9	1	5	2	8	6	4	3
8	3	5	9	4	6	1	7	2

Solution 111

5	8	6	4	9	1	2	7	3
1	3	2	6	5	7	8	4	9
7	4	9	3	8	2	5	6	1
2	1	3	7	4	6	9	5	8
8	5	7	2	1	9	4	3	6
6	9	4	8	3	5	7	1	2
4	2	5	1	6	8	3	9	7
3	7	1	9	2	4	6	8	5
9	6	8	5	7	3	1	2	4

Solution 112

8	7	3	4	6	2	9	5	1
9	2	1	3	8	5	4	7	6
5	6	4	7	9	1	3	2	8
7	5	2	9	3	6	1	8	4
4	3	6	2	1	8	5	9	7
1	9	8	5	7	4	2	6	3
2	8	7	1	5	3	6	4	9
6	1	5	8	4	9	7	3	2
3	4	9	6	2	7	8	1	5

Solution 113

1	9	2	3	5	4	7	8	6
6	5	8	1	9	7	3	4	2
3	4	7	8	2	6	5	9	1
8	6	9	7	1	2	4	3	5
7	3	1	4	6	5	8	2	9
5	2	4	9	3	8	1	6	7
9	1	5	2	8	3	6	7	4
2	7	3	6	4	1	9	5	8
4	8	6	5	7	9	2	1	3

Solution 114

8	6	4	2	3	9	7	5	1
2	1	3	4	5	7	8	9	6
9	5	7	6	1	8	4	2	3
6	2	5	3	8	4	1	7	9
1	3	9	5	7	6	2	8	4
4	7	8	1	9	2	6	3	5
7	4	2	9	6	5	3	1	8
5	8	1	7	4	3	9	6	2
3	9	6	8	2	1	5	4	7

Solution 115

6	9	5	1	3	2	8	7	4
1	4	2	8	9	7	5	6	3
3	8	7	4	6	5	9	1	2
7	2	4	3	8	9	6	5	1
5	3	1	2	7	6	4	8	9
8	6	9	5	4	1	2	3	7
9	5	8	7	1	4	3	2	6
2	1	6	9	5	3	7	4	8
4	7	3	6	2	8	1	9	5

Solution 116

Solution 116

2	3	7	5	9	8	4	6	1
6	8	1	4	7	3	2	5	9
9	5	4	6	1	2	7	3	8
5	2	3	9	6	7	1	8	4
7	9	8	3	4	1	5	2	6
4	1	6	2	8	5	9	7	3
3	7	9	8	2	4	6	1	5
8	6	2	1	5	9	3	4	7
1	4	5	7	3	6	8	9	2

Solution 117

4	1	3	5	2	8	7	9	6
7	8	9	1	4	6	3	2	5
6	2	5	9	3	7	1	8	4
3	9	6	8	5	2	4	7	1
1	4	2	6	7	3	8	5	9
5	7	8	4	1	9	6	3	2
8	6	4	3	9	5	2	1	7
9	3	7	2	6	1	5	4	8
2	5	1	7	8	4	9	6	3

Solution 118

Solution 118

3	6	9	4	1	2	5	7	8
5	2	8	6	7	3	9	4	1
1	7	4	5	8	9	2	6	3
2	8	6	3	5	1	4	9	7
9	3	1	7	2	4	6	8	5
7	4	5	8	9	6	3	1	2
8	1	2	9	6	5	7	3	4
6	5	3	1	4	7	8	2	9
4	9	7	2	3	8	1	5	6

Solution 119

3	2	1	4	6	5	7	9	8
4	8	5	7	1	9	2	6	3
7	6	9	8	2	3	5	4	1
5	3	8	1	4	7	9	2	6
1	4	7	2	9	6	3	8	5
6	9	2	3	5	8	1	7	4
8	1	4	9	3	2	6	5	7
2	7	6	5	8	1	4	3	9
9	5	3	6	7	4	8	1	2

Solution 120

5	4	8	1	9	2	7	6	3
3	6	9	5	7	4	1	8	2
2	7	1	3	6	8	4	5	9
9	2	5	6	8	7	3	4	1
1	8	6	2	4	3	5	9	7
7	3	4	9	5	1	6	2	8
8	5	2	7	3	6	9	1	4
4	9	7	8	1	5	2	3	6
6	1	3	4	2	9	8	7	5

Solution 121

3	4	6	1	9	7	5	2	8
1	2	9	6	8	5	7	4	3
5	8	7	2	3	4	6	1	9
2	1	3	4	5	8	9	6	7
4	7	5	9	6	2	8	3	1
9	6	8	3	7	1	2	5	4
7	9	1	5	2	3	4	8	6
8	3	2	7	4	6	1	9	5
6	5	4	8	1	9	3	7	2

Solution 122

9	7	5	6	2	8	3	4	1
2	4	8	7	3	1	9	6	5
1	3	6	5	4	9	2	8	7
3	9	7	4	1	2	8	5	6
8	1	4	3	5	6	7	9	2
5	6	2	9	8	7	4	1	3
6	2	1	8	7	4	5	3	9
4	5	9	2	6	3	1	7	8
7	8	3	1	9	5	6	2	4

Solution 123

2	8	7	4	9	6	1	5	3
3	4	5	2	1	7	8	6	9
9	1	6	8	3	5	7	2	4
4	7	3	5	2	9	6	1	8
6	5	8	7	4	1	3	9	2
1	2	9	3	6	8	4	7	5
7	9	4	6	8	2	5	3	1
8	6	1	9	5	3	2	4	7
5	3	2	1	7	4	9	8	6

Solution 124

2	8	7	6	4	5	9	1	3
5	1	3	8	9	7	4	2	6
6	9	4	1	2	3	7	8	5
3	5	8	2	6	9	1	4	7
1	2	6	5	7	4	3	9	8
7	4	9	3	8	1	5	6	2
9	6	5	7	1	8	2	3	4
4	3	2	9	5	6	8	7	1
8	7	1	4	3	2	6	5	9

Solution 125

6	1	2	5	4	9	7	3	8
5	3	9	8	7	6	4	1	2
4	7	8	1	2	3	5	6	9
1	4	7	3	9	5	2	8	6
3	9	5	6	8	2	1	4	7
8	2	6	7	1	4	3	9	5
9	6	3	4	5	7	8	2	1
7	8	4	2	6	1	9	5	3
2	5	1	9	3	8	6	7	4

Solution 126

2	1	5	6	7	9	8	3	4
9	6	8	1	3	4	7	5	2
4	3	7	5	2	8	6	9	1
6	2	4	8	9	7	5	1	3
5	9	1	3	4	6	2	8	7
7	8	3	2	1	5	9	4	6
8	5	2	4	6	3	1	7	9
1	4	9	7	8	2	3	6	5
3	7	6	9	5	1	4	2	8

Solution 127

7	6	3	8	9	4	1	5	2
4	9	2	5	7	1	8	6	3
8	5	1	6	3	2	4	9	7
9	1	4	3	8	5	7	2	6
5	2	7	1	4	6	3	8	9
6	3	8	7	2	9	5	4	1
3	7	6	2	5	8	9	1	4
1	4	5	9	6	3	2	7	8
2	8	9	4	1	7	6	3	5

Solution 128

8	6	9	1	4	7	2	3	5
7	5	3	6	9	2	1	4	8
4	2	1	3	5	8	9	7	6
5	1	8	4	3	9	6	2	7
3	7	2	5	8	6	4	1	9
9	4	6	2	7	1	5	8	3
1	8	5	7	6	4	3	9	2
6	9	4	8	2	3	7	5	1
2	3	7	9	1	5	8	6	4

Solution 129

3	6	8	4	2	1	5	9	7
4	2	5	8	9	7	1	6	3
7	1	9	6	3	5	4	8	2
6	7	1	5	8	2	3	4	9
8	3	2	9	7	4	6	5	1
9	5	4	3	1	6	2	7	8
1	4	7	2	6	8	9	3	5
2	9	6	7	5	3	8	1	4
5	8	3	1	4	9	7	2	6

Solution 130

Solution 131

5	7	6	1	8	3	9	2	4
9	2	1	4	5	7	3	6	8
4	3	8	2	9	6	7	5	1
3	1	9	6	7	2	4	8	5
6	8	2	3	4	5	1	9	7
7	5	4	9	1	8	6	3	2
2	6	5	7	3	1	8	4	9
8	9	7	5	6	4	2	1	3
1	4	3	8	2	9	5	7	6

Solution 131

1	5	2	3	7	6	4	9	8
8	3	6	2	4	9	1	7	5
9	7	4	8	1	5	6	2	3
3	9	7	6	8	4	5	1	2
4	2	5	7	3	1	8	6	9
6	1	8	5	9	2	7	3	4
2	4	9	1	6	8	3	5	7
7	8	1	9	5	3	2	4	6
5	6	3	4	2	7	9	8	1

Solution 132

7	1	3	5	2	4	8	6	9
6	5	9	3	7	8	4	1	2
4	8	2	6	9	1	3	7	5
3	2	5	9	6	7	1	4	8
8	4	7	1	5	3	2	9	6
9	6	1	4	8	2	7	5	3
5	3	4	8	1	9	6	2	7
1	7	6	2	3	5	9	8	4
2	9	8	7	4	6	5	3	1

Solution 133

9	6	1	4	3	5	2	7	8
4	2	8	6	1	7	3	5	9
7	5	3	9	2	8	6	1	4
8	3	9	5	6	1	7	4	2
1	4	6	3	7	2	9	8	5
5	7	2	8	9	4	1	3	6
6	8	7	2	4	3	5	9	1
2	1	4	7	5	9	8	6	3
3	9	5	1	8	6	4	2	7

Solution 134

4	1	5	2	3	9	6	7	8
3	9	2	6	8	7	4	5	1
6	7	8	1	5	4	9	2	3
8	2	1	9	7	6	3	4	5
5	3	6	8	4	2	7	1	9
7	4	9	5	1	3	2	8	6
1	6	4	3	2	8	5	9	7
2	8	3	7	9	5	1	6	4
9	5	7	4	6	1	8	3	2

Solution 135

6	8	9	5	4	3	7	2	1
1	4	3	2	8	7	6	5	9
5	2	7	1	6	9	8	4	3
3	5	1	6	2	8	4	9	7
4	7	8	9	1	5	2	3	6
9	6	2	3	7	4	1	8	5
8	1	5	4	3	6	9	7	2
2	3	4	7	9	1	5	6	8
7	9	6	8	5	2	3	1	4

Solution 136

Solution 137

3	2	7	5	1	9	4	8	6
5	4	1	2	6	8	3	7	9
9	6	8	4	7	3	2	1	5
6	7	4	8	3	5	9	2	1
1	8	5	7	9	2	6	3	4
2	9	3	6	4	1	7	5	8
4	3	9	1	5	7	8	6	2
8	1	6	3	2	4	5	9	7
7	5	2	9	8	6	1	4	3

Solution 137

4	2	8	6	7	1	9	5	3
3	6	5	9	8	4	2	7	1
1	9	7	3	2	5	6	8	4
5	7	1	4	6	2	3	9	8
8	3	6	1	5	9	4	2	7
9	4	2	7	3	8	5	1	6
7	1	4	5	9	3	8	6	2
6	8	9	2	4	7	1	3	5
2	5	3	8	1	6	7	4	9

Solution 138 Solution

7	3	6	2	5	8	1	4	9
8	5	9	1	3	4	6	7	2
1	2	4	6	9	7	8	3	5
6	4	2	8	7	5	3	9	1
5	1	3	4	6	9	2	8	7
9	8	7	3	1	2	5	6	4
2	6	1	7	4	3	9	5	8
4	9	8	5	2	6	7	1	3
3	7	5	9	8	1	4	2	6

Solution 139

2	1	5	7	9	4	3	8	6
8	7	4	2	6	3	9	1	5
3	6	9	5	8	1	2	7	4
6	9	1	8	3	5	7	4	2
4	3	2	6	7	9	8	5	1
5	8	7	1	4	2	6	9	3
9	4	6	3	5	7	1	2	8
7	2	8	4	1	6	5	3	9
1	5	3	9	2	8	4	6	7

Solution 140

6	1	3	4	8	9	5	2	7
7	5	9	2	3	6	1	8	4
8	2	4	7	5	1	3	6	9
5	9	2	3	6	4	8	7	1
3	8	1	5	9	7	6	4	2
4	7	6	1	2	8	9	3	5
1	6	5	8	7	2	4	9	3
2	4	8	9	1	3	7	5	6
9	3	7	6	4	5	2	1	8

Solution 141

9	1	3	2	6	7	5	4	8
5	2	6	9	4	8	7	3	1
7	4	8	1	5	3	2	6	9
3	7	4	6	8	2	9	1	5
2	5	9	4	3	1	8	7	6
6	8	1	7	9	5	4	2	3
8	6	7	5	1	4	3	9	2
4	9	5	3	2	6	1	8	7
1	3	2	8	7	9	6	5	4

Solution 142

5	4	3	7	8	2	9	6	1
6	7	2	4	9	1	3	5	8
1	8	9	3	5	6	2	4	7
7	5	1	9	3	4	8	2	6
4	2	8	6	7	5	1	3	9
9	3	6	1	2	8	4	7	5
3	1	7	2	6	9	5	8	4
8	6	4	5	1	3	7	9	2
2	9	5	8	4	7	6	1	3

Solution 143

1	8	7	3	4	6	5	2	9
3	5	2	7	1	9	6	4	8
9	6	4	5	2	8	7	3	1
6	1	9	2	3	7	8	5	4
2	7	5	8	6	4	9	1	3
4	3	8	1	9	5	2	6	7
8	2	3	9	5	1	4	7	6
5	9	6	4	7	3	1	8	2
7	4	1	6	8	2	3	9	5

Solution 144

6	2	4	5	7	8	1	9	3
5	1	8	4	3	9	7	6	2
7	9	3	6	2	1	8	4	5
4	7	1	3	9	5	2	8	6
2	5	9	7	8	6	3	1	4
8	3	6	2	1	4	5	7	9
9	6	2	8	5	7	4	3	1
1	8	5	9	4	3	6	2	7
3	4	7	1	6	2	9	5	8

Solution 145

4	6	7	3	1	5	2	8	9
3	8	5	6	9	2	7	1	4
9	2	1	7	4	8	5	6	3
6	1	3	9	2	4	8	7	5
5	7	2	1	8	3	4	9	6
8	4	9	5	6	7	3	2	1
7	3	6	8	5	9	1	4	2
2	9	8	4	3	1	6	5	7
1	5	4	2	7	6	9	3	8

Solution 146

1	4	5	7	6	8	2	3	9
8	9	3	2	4	1	6	7	5
2	7	6	9	5	3	1	4	8
6	8	7	5	3	2	9	1	4
3	1	4	6	8	9	7	5	2
5	2	9	4	1	7	3	8	6
7	6	1	8	9	4	5	2	3
9	3	8	1	2	5	4	6	7
4	5	2	3	7	6	8	9	1

Solution 147

1	6	4	2	8	5	7	9	3
3	9	7	4	6	1	5	8	2
5	2	8	9	7	3	4	1	6
6	7	9	1	5	2	3	4	8
2	5	3	8	9	4	6	7	1
4	8	1	7	3	6	2	5	9
7	3	5	6	1	9	8	2	4
8	1	2	3	4	7	9	6	5
9	4	6	5	2	8	1	3	7

Solution 148

5	9	6	4	1	3	7	8	2
3	4	7	5	8	2	6	9	1
8	1	2	6	9	7	5	4	3
9	5	3	7	4	1	8	2	6
4	7	1	2	6	8	3	5	9
6	2	8	3	5	9	1	7	4
7	3	5	1	2	4	9	6	8
1	8	4	9	7	6	2	3	5
2	6	9	8	3	5	4	1	7

Solution 149

3	5	6	7	1	8	4	2	9
8	9	7	2	6	4	1	5	3
1	2	4	9	3	5	6	8	7
2	8	5	4	7	9	3	1	6
7	3	1	8	5	6	9	4	2
6	4	9	1	2	3	8	7	5
9	7	8	3	4	2	5	6	1
4	6	2	5	9	1	7	3	8
5	1	3	6	8	7	2	9	4

Solution 150

Solution 150

6	8	1	9	7	2	3	4	5
4	5	9	6	8	3	1	2	7
2	3	7	5	4	1	9	8	6
8	1	3	2	5	6	4	7	9
7	2	4	8	3	9	6	5	1
5	9	6	7	1	4	2	3	8
9	7	2	3	6	5	8	1	4
1	6	8	4	2	7	5	9	3
3	4	5	1	9	8	7	6	2

Solution 151

3	1	7	2	6	9	5	4	8
8	4	6	1	3	5	7	2	9
5	2	9	7	4	8	6	3	1
1	7	3	6	9	4	2	8	5
4	6	5	8	2	3	9	1	7
2	9	8	5	7	1	3	6	4
6	3	4	9	8	7	1	5	2
7	5	2	4	1	6	8	9	3
9	8	1	3	5	2	4	7	6

Solution 152

5	7	4	9	3	1	6	8	2
1	8	6	7	5	2	3	9	4
2	9	3	4	6	8	1	5	7
4	6	2	1	7	5	9	3	8
8	1	9	2	4	3	7	6	5
7	3	5	6	8	9	4	2	1
9	2	7	5	1	6	8	4	3
3	5	1	8	9	4	2	7	6
6	4	8	3	2	7	5	1	9

Solution 153

4	2	7	8	3	5	9	1	6
5	1	8	7	6	9	4	3	2
6	9	3	4	2	1	8	5	7
2	3	5	1	4	7	6	9	8
1	7	6	9	8	2	3	4	5
9	8	4	3	5	6	7	2	1
3	6	1	2	7	4	5	8	9
7	4	2	5	9	8	1	6	3
8	5	9	6	1	3	2	7	4

Solution 154

3	2	7	6	8	1	5	9	4
5	6	4	3	9	2	7	8	1
9	8	1	7	4	5	6	3	2
4	1	2	9	7	6	8	5	3
7	5	9	1	3	8	4	2	6
6	3	8	5	2	4	9	1	7
1	4	3	8	6	9	2	7	5
8	7	6	2	5	3	1	4	9
2	9	5	4	1	7	3	6	8

Solution 155

1	8	6	7	4	2	9	3	5
2	7	5	9	1	3	6	4	8
3	4	9	6	8	5	2	7	1
5	3	2	4	7	8	1	6	9
6	1	8	3	5	9	7	2	4
4	9	7	2	6	1	5	8	3
8	5	4	1	2	7	3	9	6
7	6	3	5	9	4	8	1	2
9	2	1	8	3	6	4	5	7

Solution 156

Solution 156

3	2	4	1	8	9	7	6	5
9	5	6	3	4	7	8	2	1
7	1	8	2	6	5	9	4	3
8	6	2	4	5	1	3	7	9
1	4	9	7	2	3	6	5	8
5	7	3	8	9	6	2	1	4
4	8	5	6	3	2	1	9	7
2	9	1	5	7	8	4	3	6
6	3	7	9	1	4	5	8	2

Solution 157

6	8	1	7	4	3	9	2	5
4	2	3	5	8	9	6	7	1
7	9	5	1	6	2	3	4	8
9	6	8	4	5	7	1	3	2
5	1	4	2	3	8	7	9	6
3	7	2	9	1	6	5	8	4
1	3	6	8	7	4	2	5	9
2	4	7	6	9	5	8	1	3
8	5	9	3	2	1	4	6	7

Solution 158

Solution 159

9	7	1	4	5	3	8	2	6
8	4	6	2	1	9	7	5	3
2	3	5	6	8	7	4	1	9
1	6	3	8	4	5	9	7	2
4	5	9	3	7	2	1	6	8
7	2	8	1	9	6	3	4	5
3	9	2	7	6	4	5	8	1
5	8	4	9	2	1	6	3	7
6	1	7	5	3	8	2	9	4

Solution 159

1	3	5	6	7	8	4	9	2
4	6	9	1	2	3	7	5	8
8	7	2	5	4	9	3	6	1
9	4	7	2	5	1	6	8	3
5	1	8	9	3	6	2	7	4
3	2	6	7	8	4	9	1	5
6	8	1	3	9	2	5	4	7
2	5	4	8	6	7	1	3	9
7	9	3	4	1	5	8	2	6

Solution 160

9	1	8	2	4	7	5	3	6
3	5	6	1	9	8	7	2	4
7	2	4	3	5	6	9	1	8
2	7	1	6	8	5	4	9	3
8	3	5	4	2	9	1	6	7
6	4	9	7	1	3	8	5	2
4	9	2	8	6	1	3	7	5
1	6	3	5	7	4	2	8	9
5	8	7	9	3	2	6	4	1

Solution 161

9	1	4	6	8	3	2	5	7
6	3	5	2	4	7	1	8	9
8	7	2	5	1	9	3	6	4
5	4	1	9	2	8	7	3	6
3	2	9	1	7	6	8	4	5
7	8	6	4	3	5	9	1	2
2	9	8	3	6	4	5	7	1
1	6	3	7	5	2	4	9	8
4	5	7	8	9	1	6	2	3

Solution 162

8	6	5	7	3	1	9	2	4
3	1	9	6	4	2	5	8	7
4	2	7	5	9	8	3	6	1
2	7	3	1	5	4	6	9	8
9	5	6	8	7	3	1	4	2
1	4	8	2	6	9	7	3	5
5	8	4	3	1	6	2	7	9
6	9	1	4	2	7	8	5	3
7	3	2	9	8	5	4	1	6

Solution 163

1	8	3	2	4	5	6	7	9
7	5	6	1	9	8	2	4	3
4	2	9	6	7	3	1	5	8
6	3	7	5	1	2	8	9	4
5	1	2	4	8	9	3	6	7
9	4	8	7	3	6	5	2	1
3	9	5	8	6	7	4	1	2
8	6	1	9	2	4	7	3	5
2	7	4	3	5	1	9	8	6

Solution 164

6	2	8	9	4	3	7	5	1
3	4	9	1	5	7	6	2	8
1	5	7	8	2	6	9	3	4
5	6	3	4	1	2	8	9	7
2	9	1	7	6	8	3	4	5
8	7	4	3	9	5	1	6	2
7	1	5	2	3	9	4	8	6
4	3	6	5	8	1	2	7	9
9	8	2	6	7	4	5	1	3

Solution 165

2	5	7	8	3	9	1	6	4
3	4	6	7	5	1	8	2	9
8	9	1	4	6	2	7	5	3
1	3	8	6	9	7	5	4	2
4	7	9	3	2	5	6	8	1
5	6	2	1	8	4	3	9	7
6	1	3	2	4	8	9	7	5
9	8	4	5	7	3	2	1	6
7	2	5	9	1	6	4	3	8

Solution 166

8	2	6	3	1	7	4	5	9
1	3	5	2	4	9	7	6	8
7	9	4	6	5	8	1	3	2
2	4	7	1	3	6	8	9	5
3	6	1	8	9	5	2	7	4
9	5	8	7	2	4	6	1	3
5	1	9	4	7	2	3	8	6
6	7	2	5	8	3	9	4	1
4	8	3	9	6	1	5	2	7

Solution 167

1	5	8	3	2	7	9	4	6
3	9	2	8	4	6	1	7	5
4	6	7	9	5	1	3	8	2
8	1	5	4	3	2	7	6	9
2	4	6	5	7	9	8	3	1
9	7	3	6	1	8	5	2	4
5	2	4	7	9	3	6	1	8
6	3	9	1	8	4	2	5	7
7	8	1	2	6	5	4	9	3

Solution 168

2	4	3	5	7	1	8	9	6
5	7	6	3	9	8	4	2	1
9	8	1	2	6	4	3	7	5
4	1	7	6	8	5	9	3	2
3	2	5	4	1	9	6	8	7
8	6	9	7	3	2	5	1	4
7	9	4	1	5	3	2	6	8
6	5	8	9	2	7	1	4	3
1	3	2	8	4	6	7	5	9

Solution 169

2	9	3	7	8	4	1	6	5
6	1	8	2	3	5	9	4	7
5	7	4	1	9	6	8	2	3
7	6	2	5	4	1	3	9	8
9	4	1	3	6	8	5	7	2
8	3	5	9	7	2	6	1	4
4	5	9	8	1	7	2	3	6
3	8	6	4	2	9	7	5	1
1	2	7	6	5	3	4	8	9

Solution 170

Solution 171

9	8	1	7	2	4	6	3	5
6	7	2	1	5	3	8	4	9
4	5	3	6	8	9	7	2	1
3	2	9	8	7	5	4	1	6
7	1	4	2	9	6	5	8	3
8	6	5	3	4	1	9	7	2
5	3	7	4	6	2	1	9	8
2	4	6	9	1	8	3	5	7
1	9	8	5	3	7	2	6	4

Solution 171

8	6	9	1	4	2	3	5	7
7	3	4	5	9	8	2	6	1
5	2	1	3	6	7	4	9	8
2	5	3	7	1	4	6	8	9
6	1	8	2	5	9	7	3	4
9	4	7	8	3	6	5	1	2
3	9	5	4	2	1	8	7	6
4	7	6	9	8	5	1	2	3
1	8	2	6	7	3	9	4	5

Solution 172

2	8	4	6	5	3	7	9	1
9	6	5	7	2	1	8	3	4
3	1	7	9	4	8	6	2	5
7	5	8	4	6	2	9	1	3
1	9	2	8	3	7	4	5	6
4	3	6	5	1	9	2	8	7
8	7	3	1	9	4	5	6	2
6	4	1	2	8	5	3	7	9
5	2	9	3	7	6	1	4	8

Solution 173

2	8	3	4	9	6	7	5	1
7	1	6	3	2	5	4	8	9
5	4	9	8	7	1	3	2	6
3	6	2	7	5	4	9	1	8
9	5	1	6	3	8	2	4	7
8	7	4	9	1	2	6	3	5
6	2	8	5	4	9	1	7	3
4	3	5	1	6	7	8	9	2
1	9	7	2	8	3	5	6	4

Solution 174

4	6	2	3	7	1	9	5	8
1	3	7	9	8	5	2	4	6
9	5	8	2	4	6	1	7	3
8	9	5	7	6	2	4	3	1
3	1	4	8	5	9	6	2	7
2	7	6	4	1	3	5	8	9
7	8	9	1	2	4	3	6	5
5	2	3	6	9	7	8	1	4
6	4	1	5	3	8	7	9	2

Solution 175

9	6	8	1	5	4	7	2	3
1	2	4	3	9	7	8	6	5
3	5	7	8	6	2	1	9	4
2	4	3	9	8	1	5	7	6
7	8	1	6	4	5	9	3	2
5	9	6	2	7	3	4	8	1
4	7	2	5	3	9	6	1	8
8	1	5	7	2	6	3	4	9
6	3	9	4	1	8	2	5	7

Solution 176

Solution

3	4	8	5	7	1	2	6	9
9	1	6	4	2	3	7	8	5
7	5	2	6	9	8	3	4	1
6	9	4	7	1	2	8	5	3
1	7	5	3	8	4	6	9	2
2	8	3	9	6	5	4	1	7
5	6	9	8	3	7	1	2	4
4	3	1	2	5	6	9	7	8
8	2	7	1	4	9	5	3	6

Solution 177

2	6	1	5	3	7	4	9	8
3	9	5	2	4	8	1	7	6
8	4	7	1	9	6	3	5	2
9	1	8	7	5	3	2	6	4
7	3	2	8	6	4	9	1	5
6	5	4	9	1	2	7	8	3
4	8	9	6	2	1	5	3	7
1	2	6	3	7	5	8	4	9
5	7	3	4	8	9	6	2	1

Solution 178

Solution 179

7	4	8	2	6	5	1	3	9
5	1	6	7	9	3	4	2	8
3	2	9	8	4	1	6	5	7
1	3	4	9	5	2	8	7	6
6	5	2	1	7	8	3	9	4
9	8	7	6	3	4	2	1	5
4	9	5	3	2	6	7	8	1
2	6	1	5	8	7	9	4	3
8	7	3	4	1	9	5	6	2

Solution 179

4	2	6	7	3	8	1	9	5
5	3	7	4	1	9	8	2	6
8	9	1	6	2	5	4	7	3
9	4	5	3	8	7	2	6	1
2	6	3	9	4	1	7	5	8
1	7	8	2	5	6	3	4	9
6	5	4	8	7	3	9	1	2
7	8	9	1	6	2	5	3	4
3	1	2	5	9	4	6	8	7

Solution 180

7	2	3	5	6	8	4	9	1
8	9	4	2	3	1	5	7	6
5	6	1	7	9	4	2	8	3
6	4	8	1	5	7	3	2	9
3	5	7	8	2	9	1	6	4
2	1	9	3	4	6	8	5	7
4	7	5	9	8	3	6	1	2
9	3	2	6	1	5	7	4	8
1	8	6	4	7	2	9	3	5

Solution 181

1	4	6	7	5	3	9	8	2
7	2	3	9	4	8	6	5	1
8	9	5	1	2	6	4	7	3
3	8	2	4	6	5	1	9	7
4	6	1	3	7	9	8	2	5
5	7	9	8	1	2	3	6	4
2	1	4	6	9	7	5	3	8
6	5	8	2	3	4	7	1	9
9	3	7	5	8	1	2	4	6

Solution 182

7	8	2	5	9	6	3	4	1
1	5	6	2	3	4	9	7	8
4	9	3	1	8	7	6	2	5
9	6	1	8	2	3	7	5	4
2	7	8	4	5	9	1	3	6
3	4	5	7	6	1	2	8	9
6	2	9	3	4	8	5	1	7
8	3	7	9	1	5	4	6	2
5	1	4	6	7	2	8	9	3

Solution 183

1	4	6	9	8	5	7	3	2
7	9	5	3	2	1	8	6	4
3	8	2	4	6	7	1	5	9
5	7	8	1	4	2	6	9	3
2	6	1	5	9	3	4	7	8
4	3	9	6	7	8	2	1	5
8	2	3	7	1	9	5	4	6
9	1	4	2	5	6	3	8	7
6	5	7	8	3	4	9	2	1

Solution 184

2	8	7	6	1	9	5	4	3
4	9	6	7	5	3	1	8	2
1	3	5	8	2	4	7	6	9
9	2	3	4	8	5	6	1	7
7	1	4	2	3	6	9	5	8
6	5	8	1	9	7	3	2	4
5	7	2	9	4	1	8	3	6
8	6	1	3	7	2	4	9	5
3	4	9	5	6	8	2	7	1

Solution 185

5	3	4	7	1	9	6	8	2
2	6	1	4	8	5	9	7	3
7	8	9	6	3	2	4	1	5
3	5	7	9	2	4	1	6	8
1	2	8	3	7	6	5	9	4
9	4	6	1	5	8	3	2	7
8	1	3	5	6	7	2	4	9
4	7	5	2	9	1	8	3	6
6	9	2	8	4	3	7	5	1

Solution 186

9	4	6	3	1	2	7	5	8
5	7	2	4	9	8	6	1	3
3	1	8	7	5	6	4	9	2
8	2	7	9	6	3	1	4	5
1	3	9	2	4	5	8	6	7
6	5	4	1	8	7	2	3	9
4	8	1	5	7	9	3	2	6
7	9	3	6	2	4	5	8	1
2	6	5	8	3	1	9	7	4

Solution 187

9	2	6	3	5	1	7	4	8
7	3	4	9	2	8	6	1	5
5	8	1	7	4	6	2	9	3
8	7	2	4	6	3	1	5	9
6	1	3	8	9	5	4	2	7
4	9	5	1	7	2	3	8	6
1	4	7	5	3	9	8	6	2
2	5	8	6	1	7	9	3	4
3	6	9	2	8	4	5	7	1

Solution 188

7	8	2	5	4	3	9	6	1
4	6	3	7	1	9	8	2	5
5	1	9	2	6	8	3	4	7
6	9	7	3	5	4	2	1	8
8	2	4	9	7	1	6	5	3
3	5	1	6	8	2	7	9	4
9	7	8	4	2	5	1	3	6
1	3	5	8	9	6	4	7	2
2	4	6	1	3	7	5	8	9

Solution 189

2	9	3	5	6	7	8	1	4
4	1	6	2	3	8	7	5	9
7	8	5	4	9	1	6	2	3
6	7	9	1	2	4	3	8	5
5	2	4	8	7	3	1	9	6
8	3	1	9	5	6	2	4	7
3	4	2	7	1	9	5	6	8
1	6	8	3	4	5	9	7	2
9	5	7	6	8	2	4	3	1

Solution 190

Solution 190

2	4	3	7	8	9	5	6	1
6	5	7	1	4	3	2	8	9
8	9	1	2	5	6	4	3	7
9	1	5	4	3	7	6	2	8
7	6	2	5	1	8	3	9	4
4	3	8	6	9	2	7	1	5
3	7	4	9	2	1	8	5	6
5	8	9	3	6	4	1	7	2
1	2	6	8	7	5	9	4	3

Solution 191

1	9	2	3	4	7	8	5	6
7	4	6	8	5	2	3	9	1
5	3	8	1	9	6	4	7	2
3	7	5	4	6	1	9	2	8
4	2	9	7	8	5	6	1	3
8	6	1	9	2	3	7	4	5
9	1	4	2	3	8	5	6	7
2	5	3	6	7	4	1	8	9
6	8	7	5	1	9	2	3	4

Solution 192

9	4	1	6	5	8	7	3	2
2	3	5	4	9	7	8	1	6
7	8	6	1	3	2	9	4	5
3	1	7	5	4	9	6	2	8
6	9	2	7	8	3	1	5	4
8	5	4	2	1	6	3	9	7
4	6	9	3	7	5	2	8	1
1	7	8	9	2	4	5	6	3
5	2	3	8	6	1	4	7	9

Solution 193

2	9	8	1	7	3	6	4	5
3	7	4	8	5	6	2	9	1
6	1	5	9	4	2	7	3	8
7	8	3	6	9	5	1	2	4
9	6	1	2	8	4	5	7	3
5	4	2	3	1	7	9	8	6
8	2	6	7	3	1	4	5	9
1	5	9	4	2	8	3	6	7
4	3	7	5	6	9	8	1	2

Solution 194

2	5	1	8	3	4	9	6	7
4	3	6	5	7	9	2	8	1
8	7	9	1	2	6	4	3	5
9	4	3	2	1	7	8	5	6
7	2	5	4	6	8	3	1	9
1	6	8	9	5	3	7	4	2
3	1	4	7	9	5	6	2	8
5	8	7	6	4	2	1	9	3
6	9	2	3	8	1	5	7	4

Solution 195

3	7	6	1	2	5	8	9	4
1	4	5	9	3	8	7	6	2
9	2	8	7	6	4	3	1	5
6	1	3	2	9	7	4	5	8
4	9	7	8	5	6	1	2	3
5	8	2	4	1	3	6	7	9
2	6	9	3	4	1	5	8	7
7	3	1	5	8	9	2	4	6
8	5	4	6	7	2	9	3	1

Solution 196

Solution 196

1	2	4	9	7	8	3	6	5
3	5	7	4	6	1	2	8	9
9	8	6	3	5	2	4	7	1
4	3	1	2	9	6	7	5	8
7	9	5	8	4	3	1	2	6
2	6	8	7	1	5	9	3	4
5	1	3	6	2	4	8	9	7
8	4	9	5	3	7	6	1	2
6	7	2	1	8	9	5	4	3

Solution 197

6	4	3	1	2	7	8	9	5
2	5	8	9	3	4	7	6	1
1	7	9	5	6	8	2	3	4
5	1	2	8	4	9	3	7	6
3	6	7	2	5	1	9	4	8
8	9	4	6	7	3	1	5	2
7	3	6	4	1	2	5	8	9
4	8	1	3	9	5	6	2	7
9	2	5	7	8	6	4	1	3

Solution 198

Solution 198

5	2	6	7	4	3	9	8	1
3	7	8	9	2	1	5	4	6
4	9	1	8	6	5	3	2	7
9	3	2	6	7	4	8	1	5
6	5	4	1	3	8	7	9	2
8	1	7	5	9	2	6	3	4
7	6	3	4	1	9	2	5	8
2	4	5	3	8	7	1	6	9
1	8	9	2	5	6	4	7	3

Solution 199

1	8	7	9	5	6	2	3	4
6	4	2	8	3	1	7	9	5
3	5	9	4	7	2	6	8	1
5	6	4	7	9	3	8	1	2
9	7	1	5	2	8	3	4	6
2	3	8	6	1	4	5	7	9
7	9	6	1	8	5	4	2	3
4	1	3	2	6	7	9	5	8
8	2	5	3	4	9	1	6	7

Solution 200

1	6	3	9	8	5	2	4	7
7	2	8	1	4	6	9	3	5
5	4	9	2	3	7	1	8	6
6	9	4	8	1	3	5	7	2
3	5	7	4	6	2	8	9	1
2	8	1	5	7	9	3	6	4
4	3	5	6	9	1	7	2	8
8	7	2	3	5	4	6	1	9
9	1	6	7	2	8	4	5	3

Solution 201

1	6	9	4	2	3	8	7	5
7	8	2	1	5	9	6	4	3
3	4	5	6	7	8	9	2	1
8	5	3	2	6	4	7	1	9
6	9	7	3	1	5	2	8	4
4	2	1	9	8	7	5	3	6
9	3	8	5	4	2	1	6	7
2	1	4	7	9	6	3	5	8
5	7	6	8	3	1	4	9	2

Solution 202

8	1	3	7	5	4	6	2	9
2	7	4	9	3	6	1	5	8
9	6	5	8	2	1	3	7	4
7	5	1	3	8	2	4	9	6
3	9	2	4	6	7	5	8	1
4	8	6	1	9	5	7	3	2
1	3	9	6	7	8	2	4	5
5	4	8	2	1	3	9	6	7
6	2	7	5	4	9	8	1	3

Solution 203

1	5	6	3	8	7	4	9	2
4	9	7	6	1	2	3	5	8
8	3	2	5	4	9	6	7	1
2	4	8	9	6	5	1	3	7
3	6	9	4	7	1	2	8	5
7	1	5	2	3	8	9	4	6
6	7	3	1	5	4	8	2	9
9	8	1	7	2	3	5	6	4
5	2	4	8	9	6	7	1	3

Solution 204

4	2	6	3	1	7	9	5	8
1	3	7	5	8	9	4	2	6
8	5	9	4	6	2	3	1	7
9	6	5	8	3	1	2	7	4
2	4	1	9	7	6	5	8	3
7	8	3	2	4	5	6	9	1
6	1	2	7	9	3	8	4	5
3	9	4	1	5	8	7	6	2
5	7	8	6	2	4	1	3	9

Solution 205

7	5	9	4	6	1	8	3	2
1	3	8	5	9	2	6	7	4
6	4	2	8	3	7	5	1	9
9	2	4	3	8	5	1	6	7
5	6	3	1	7	9	2	4	8
8	7	1	2	4	6	9	5	3
2	8	6	7	1	4	3	9	5
4	1	5	9	2	3	7	8	6
3	9	7	6	5	8	4	2	1

Solution 206

4	1	9	7	3	6	2	8	5
2	5	3	8	4	9	1	7	6
7	6	8	5	1	2	4	3	9
3	4	6	1	7	5	8	9	2
5	9	7	4	2	8	6	1	3
1	8	2	9	6	3	7	5	4
6	2	5	3	8	7	9	4	1
9	7	1	6	5	4	3	2	8
8	3	4	2	9	1	5	6	7

Solution 207

7	3	8	5	1	4	9	2	6
5	6	4	8	2	9	7	1	3
2	9	1	3	7	6	8	5	4
9	2	5	4	6	8	3	7	1
4	1	7	2	3	5	6	9	8
3	8	6	1	9	7	5	4	2
1	5	2	9	8	3	4	6	7
6	4	3	7	5	2	1	8	9
8	7	9	6	4	1	2	3	5

Solution 208

9	4	5	3	2	7	8	6	1
2	8	1	5	6	4	9	3	7
6	3	7	8	9	1	5	4	2
5	7	3	6	8	2	1	9	4
1	2	4	7	3	9	6	5	8
8	6	9	1	4	5	7	2	3
7	5	2	4	1	6	3	8	9
3	9	6	2	7	8	4	1	5
4	1	8	9	5	3	2	7	6

Solution 209

4	2	6	3	5	7	1	8	9
3	1	5	6	9	8	4	7	2
9	8	7	2	1	4	5	3	6
2	9	3	1	4	5	8	6	7
6	5	1	7	8	2	9	4	3
7	4	8	9	6	3	2	5	1
5	6	9	8	7	1	3	2	4
8	7	2	4	3	9	6	1	5
1	3	4	5	2	6	7	9	8

Solution 210

Solution 210

9	2	4	6	7	5	3	8	1
5	3	8	4	1	2	7	6	9
1	7	6	8	3	9	2	5	4
6	8	2	3	5	4	1	9	7
3	5	9	1	6	7	8	4	2
4	1	7	9	2	8	5	3	6
8	6	5	7	9	1	4	2	3
2	9	1	5	4	3	6	7	8
7	4	3	2	8	6	9	1	5

Solution 211

7	4	3	1	2	5	8	6	9
1	9	2	3	6	8	4	5	7
5	8	6	9	7	4	2	1	3
4	1	9	5	8	7	3	2	6
3	7	5	6	1	2	9	4	8
6	2	8	4	3	9	1	7	5
8	3	1	7	4	6	5	9	2
2	5	7	8	9	1	6	3	4
9	6	4	2	5	3	7	8	1

Solution 212

4	3	9	5	6	1	8	7	2
6	2	5	9	7	8	1	3	4
8	7	1	4	3	2	6	5	9
7	9	8	2	5	4	3	6	1
1	5	2	3	9	6	7	4	8
3	6	4	1	8	7	2	9	5
9	8	6	7	1	5	4	2	3
5	4	7	8	2	3	9	1	6
2	1	3	6	4	9	5	8	7

Solution 213

4	9	5	3	1	7	6	2	8
8	6	3	9	2	4	7	1	5
1	2	7	8	5	6	3	4	9
2	1	8	5	3	9	4	7	6
6	3	4	7	8	1	9	5	2
7	5	9	6	4	2	1	8	3
5	4	2	1	9	3	8	6	7
9	8	6	4	7	5	2	3	1
3	7	1	2	6	8	5	9	4

Solution 214

4	3	8	1	6	2	7	9	5
1	2	6	5	9	7	8	4	3
5	9	7	4	3	8	6	1	2
2	8	3	7	4	9	5	6	1
7	5	4	3	1	6	9	2	8
6	1	9	2	8	5	3	7	4
9	4	1	6	5	3	2	8	7
3	6	2	8	7	1	4	5	9
8	7	5	9	2	4	1	3	6

Solution 215

4	3	7	1	6	5	2	8	9
9	2	8	7	4	3	5	1	6
5	1	6	9	8	2	7	4	3
1	9	4	8	3	7	6	5	2
2	6	3	5	1	9	8	7	4
8	7	5	6	2	4	9	3	1
3	5	1	2	9	8	4	6	7
6	8	9	4	7	1	3	2	5
7	4	2	3	5	6	1	9	8

Solution 216

Solution 217

2	1	4	7	8	3	5	9	6
5	3	6	4	1	9	2	7	8
7	8	9	6	2	5	1	3	4
6	2	8	5	3	4	7	1	9
3	5	7	1	9	6	8	4	2
9	4	1	2	7	8	6	5	3
8	7	3	9	5	2	4	6	1
1	6	2	3	4	7	9	8	5
4	9	5	8	6	1	3	2	7

Solution 217

3	1	7	8	6	4	5	2	9
5	9	8	2	3	1	4	6	7
2	4	6	7	5	9	8	1	3
8	7	5	1	9	2	6	3	4
1	6	3	4	7	5	2	9	8
9	2	4	6	8	3	7	5	1
4	5	9	3	2	8	1	7	6
7	3	1	5	4	6	9	8	2
6	8	2	9	1	7	3	4	5

Solution 218

Solution 218

2	8	5	1	9	4	6	3	7
3	4	1	5	7	6	9	8	2
9	6	7	2	3	8	4	1	5
8	5	3	6	2	9	7	4	1
7	2	6	4	1	3	8	5	9
4	1	9	8	5	7	3	2	6
6	7	2	3	4	5	1	9	8
5	3	8	9	6	1	2	7	4
1	9	4	7	8	2	5	6	3

Solution 219

1	4	5	3	2	7	8	6	9
2	7	6	8	4	9	1	3	5
9	3	8	5	1	6	7	2	4
3	8	1	2	9	4	6	5	7
6	9	2	1	7	5	4	8	3
4	5	7	6	8	3	9	1	2
8	2	4	7	3	1	5	9	6
7	6	3	9	5	8	2	4	1
5	1	9	4	6	2	3	7	8

Solution 220

2	3	5	1	7	9	6	8	4
6	8	1	2	4	5	3	7	9
9	7	4	6	3	8	1	5	2
1	4	6	3	9	7	5	2	8
5	9	3	8	1	2	4	6	7
8	2	7	5	6	4	9	3	1
4	6	2	7	5	1	8	9	3
3	1	8	9	2	6	7	4	5
7	5	9	4	8	3	2	1	6

Solution 221

8	2	6	9	5	1	7	3	4
9	3	5	4	8	7	6	1	2
1	7	4	3	6	2	9	8	5
4	1	9	2	7	8	5	6	3
3	8	7	5	4	6	2	9	1
5	6	2	1	3	9	4	7	8
2	5	1	6	9	3	8	4	7
7	9	3	8	2	4	1	5	6
6	4	8	7	1	5	3	2	9

Solution 222

2	1	4	7	5	8	6	3	9
3	6	5	2	9	1	7	4	8
7	9	8	6	3	4	1	5	2
6	5	2	3	7	9	8	1	4
8	3	7	4	1	5	2	9	6
1	4	9	8	2	6	5	7	3
4	7	6	1	8	3	9	2	5
9	2	3	5	6	7	4	8	1
5	8	1	9	4	2	3	6	7

Solution 223

2	4	6	9	5	7	1	8	3
3	9	8	4	1	6	7	5	2
1	5	7	3	8	2	6	4	9
9	1	5	2	3	8	4	6	7
4	6	2	7	9	1	5	3	8
8	7	3	5	6	4	2	9	1
6	8	4	1	2	3	9	7	5
5	3	1	6	7	9	8	2	4
7	2	9	8	4	5	3	1	6

Solution 224

4	3	1	5	8	9	7	2	6
2	9	5	3	7	6	8	4	1
7	6	8	1	2	4	5	9	3
9	2	4	8	6	5	3	1	7
5	7	3	2	4	1	9	6	8
1	8	6	9	3	7	2	5	4
3	5	2	4	1	8	6	7	9
6	4	9	7	5	3	1	8	2
8	1	7	6	9	2	4	3	5

Solution 225

6	7	3	8	2	5	9	1	4
8	1	5	7	9	4	2	3	6
4	9	2	6	3	1	7	8	5
7	2	4	1	6	3	5	9	8
5	8	9	4	7	2	3	6	1
1	3	6	9	5	8	4	7	2
2	6	7	5	8	9	1	4	3
3	4	8	2	1	7	6	5	9
9	5	1	3	4	6	8	2	7

Solution 226

4	9	1	3	7	8	5	2	6
8	2	3	1	5	6	4	7	9
5	6	7	2	4	9	1	3	8
3	8	2	5	6	1	9	4	7
7	4	6	8	9	2	3	5	1
1	5	9	7	3	4	6	8	2
9	3	4	6	8	7	2	1	5
2	7	5	9	1	3	8	6	4
6	1	8	4	2	5	7	9	3

Solution 227

1	3	8	5	6	4	2	9	7
4	5	9	2	8	7	6	3	1
6	7	2	9	1	3	4	5	8
8	4	5	7	2	1	3	6	9
7	2	1	3	9	6	8	4	5
9	6	3	4	5	8	1	7	2
3	1	7	8	4	5	9	2	6
2	8	4	6	7	9	5	1	3
5	9	6	1	3	2	7	8	4

Solution 228

1	2	5	7	4	9	6	8	3
8	3	9	2	5	6	4	1	7
4	7	6	8	1	3	2	5	9
6	4	2	5	9	1	7	3	8
7	1	8	4	3	2	9	6	5
9	5	3	6	7	8	1	4	2
5	6	4	3	2	7	8	9	1
3	9	7	1	8	4	5	2	6
2	8	1	9	6	5	3	7	4

Solution 229

7	5	9	2	4	3	6	8	1
3	2	1	6	5	8	7	9	4
6	4	8	9	7	1	2	3	5
5	8	4	7	1	6	3	2	9
9	7	2	4	3	5	1	6	8
1	3	6	8	9	2	5	4	7
4	1	7	3	6	9	8	5	2
8	9	3	5	2	7	4	1	6
2	6	5	1	8	4	9	7	3

Solution 230

Solution 230

1	8	5	6	3	4	2	7	9
9	4	2	8	5	7	1	3	6
7	6	3	9	1	2	5	4	8
5	3	1	2	9	8	4	6	7
2	7	6	3	4	1	9	8	5
8	9	4	7	6	5	3	2	1
4	5	8	1	2	6	7	9	3
3	2	7	5	8	9	6	1	4
6	1	9	4	7	3	8	5	2

Solution 231

1	4	3	8	2	6	9	5	7
5	9	2	1	3	7	6	4	8
7	6	8	5	9	4	1	3	2
2	8	6	9	5	1	4	7	3
4	3	7	2	6	8	5	1	9
9	1	5	7	4	3	8	2	6
3	5	4	6	7	9	2	8	1
6	2	1	3	8	5	7	9	4
8	7	9	4	1	2	3	6	5

Solution 232

1	3	5	4	6	7	2	9	8
2	6	9	1	3	8	5	4	7
7	4	8	5	9	2	3	1	6
5	1	6	7	4	3	8	2	9
4	2	3	6	8	9	1	7	5
8	9	7	2	5	1	6	3	4
3	7	4	8	2	5	9	6	1
6	8	2	9	1	4	7	5	3
9	5	1	3	7	6	4	8	2

Solution 233

2	3	7	8	5	1	9	6	4
8	9	4	3	7	6	2	5	1
6	5	1	2	4	9	3	7	8
3	7	9	4	1	5	6	8	2
4	1	6	9	2	8	5	3	7
5	8	2	7	6	3	1	4	9
7	6	5	1	8	2	4	9	3
9	2	8	6	3	4	7	1	5
1	4	3	5	9	7	8	2	6

Solution 234

1	4	5	6	9	2	7	8	3
6	7	2	8	5	3	1	9	4
9	3	8	4	7	1	2	6	5
5	2	1	3	6	8	9	4	7
8	6	7	9	1	4	5	3	2
3	9	4	5	2	7	6	1	8
7	5	3	1	8	6	4	2	9
4	1	9	2	3	5	8	7	6
2	8	6	7	4	9	3	5	1

Solution 235

6	3	2	9	1	4	7	5	8
5	9	7	3	8	6	2	4	1
4	8	1	2	5	7	9	6	3
2	1	3	4	6	5	8	7	9
9	6	4	8	7	3	5	1	2
8	7	5	1	2	9	6	3	4
3	4	6	7	9	8	1	2	5
1	5	9	6	3	2	4	8	7
7	2	8	5	4	1	3	9	6

Solution 236

Solution 236

2	3	1	5	7	6	9	4	8
4	5	9	3	1	8	6	7	2
6	8	7	4	2	9	3	5	1
9	7	6	1	5	2	4	8	3
5	2	8	6	3	4	1	9	7
3	1	4	8	9	7	5	2	6
7	9	5	2	6	3	8	1	4
1	4	3	7	8	5	2	6	9
8	6	2	9	4	1	7	3	5

Solution 237

6	9	5	8	2	4	3	1	7
1	8	7	3	9	6	4	5	2
4	3	2	5	1	7	9	8	6
9	2	1	7	6	5	8	3	4
5	4	6	1	8	3	2	7	9
8	7	3	2	4	9	1	6	5
3	1	4	6	5	2	7	9	8
7	6	9	4	3	8	5	2	1
2	5	8	9	7	1	6	4	3

Solution 238

Solution 238

1	2	4	6	9	5	8	7	3
9	6	5	3	8	7	1	4	2
8	3	7	4	2	1	5	9	6
3	9	2	7	4	8	6	1	5
5	8	1	9	6	3	7	2	4
4	7	6	5	1	2	3	8	9
6	4	3	1	7	9	2	5	8
7	5	8	2	3	4	9	6	1
2	1	9	8	5	6	4	3	7

Solution 239

8	9	2	1	3	4	7	6	5
6	5	1	9	7	8	3	4	2
4	7	3	5	2	6	1	8	9
1	3	8	7	6	9	5	2	4
5	2	4	8	1	3	6	9	7
7	6	9	2	4	5	8	3	1
2	8	5	3	9	1	4	7	6
3	4	7	6	5	2	9	1	8
9	1	6	4	8	7	2	5	3

Solution 240

6	4	2	8	3	5	7	9	1
1	5	3	6	9	7	4	2	8
9	7	8	4	1	2	6	3	5
4	1	5	9	7	6	3	8	2
8	9	6	5	2	3	1	4	7
3	2	7	1	4	8	9	5	6
2	6	9	3	8	1	5	7	4
7	3	1	2	5	4	8	6	9
5	8	4	7	6	9	2	1	3

Solution 241

3	1	4	2	7	6	8	9	5
6	8	9	5	3	4	7	2	1
5	2	7	8	1	9	6	4	3
9	7	8	6	5	1	2	3	4
1	3	5	7	4	2	9	8	6
4	6	2	3	9	8	1	5	7
7	9	6	4	2	3	5	1	8
8	4	1	9	6	5	3	7	2
2	5	3	1	8	7	4	6	9

Solution 242

2	4	7	3	5	8	1	6	9
1	3	8	2	6	9	7	4	5
9	6	5	4	1	7	2	8	3
4	9	1	5	7	6	3	2	8
8	5	6	1	3	2	4	9	7
3	7	2	8	9	4	6	5	1
6	8	9	7	2	3	5	1	4
5	2	3	9	4	1	8	7	6
7	1	4	6	8	5	9	3	2

Solution 243

5	7	8	6	4	9	1	2	3
2	4	3	7	1	5	8	9	6
6	1	9	8	2	3	5	4	7
8	5	2	3	9	7	6	1	4
1	9	4	2	5	6	7	3	8
3	6	7	1	8	4	9	5	2
7	3	1	5	6	2	4	8	9
4	2	5	9	7	8	3	6	1
9	8	6	4	3	1	2	7	5

Solution 244

6	3	4	5	8	2	7	1	9
1	7	5	9	3	6	4	8	2
8	9	2	1	4	7	3	5	6
2	5	1	4	9	3	6	7	8
7	8	6	2	1	5	9	4	3
9	4	3	6	7	8	1	2	5
4	2	9	8	6	1	5	3	7
5	6	7	3	2	4	8	9	1
3	1	8	7	5	9	2	6	4

Solution 245

2	7	1	4	8	9	3	5	6
8	9	4	6	5	3	1	2	7
5	3	6	1	7	2	8	9	4
4	8	3	2	6	7	9	1	5
9	6	2	5	4	1	7	3	8
1	5	7	3	9	8	6	4	2
7	4	9	8	3	5	2	6	1
6	2	8	9	1	4	5	7	3
3	1	5	7	2	6	4	8	9

Solution 246

9	3	8	7	2	6	4	1	5
5	1	4	3	8	9	7	2	6
7	2	6	1	5	4	3	9	8
4	7	3	9	6	1	8	5	2
2	6	1	5	7	8	9	4	3
8	5	9	4	3	2	6	7	1
1	4	5	8	9	3	2	6	7
6	8	7	2	4	5	1	3	9
3	9	2	6	1	7	5	8	4

Solution 247

7	5	9	3	8	1	4	2	6
8	6	4	2	7	5	3	1	9
2	3	1	9	4	6	7	5	8
3	4	7	5	6	9	1	8	2
6	9	8	7	1	2	5	4	3
1	2	5	4	3	8	6	9	7
5	8	6	1	2	7	9	3	4
9	7	3	8	5	4	2	6	1
4	1	2	6	9	3	8	7	5

Solution 248

4	2	3	8	6	7	5	1	9
5	6	1	3	4	9	2	7	8
8	7	9	1	5	2	6	4	3
1	4	2	9	8	6	7	3	5
3	5	8	7	2	1	4	9	6
7	9	6	5	3	4	8	2	1
2	3	4	6	9	8	1	5	7
9	8	7	4	1	5	3	6	2
6	1	5	2	7	3	9	8	4

Solution 249

9	3	6	8	5	2	7	1	4
8	2	5	4	7	1	9	6	3
4	7	1	9	3	6	5	2	8
7	1	3	2	8	5	6	4	9
2	9	8	3	6	4	1	7	5
6	5	4	7	1	9	3	8	2
1	4	2	5	9	7	8	3	6
3	6	9	1	4	8	2	5	7
5	8	7	6	2	3	4	9	1

Solution 250

Solution 250

7	4	8	6	2	1	3	9	5
9	6	5	4	3	7	1	2	8
2	1	3	5	8	9	4	6	7
1	7	4	8	9	2	6	5	3
6	5	9	1	4	3	7	8	2
8	3	2	7	6	5	9	1	4
4	9	1	3	5	8	2	7	6
5	2	6	9	7	4	8	3	1
3	8	7	2	1	6	5	4	9

Solution 251

3	1	9	4	5	2	8	6	7
5	8	6	7	9	1	2	4	3
2	7	4	3	8	6	1	5	9
4	5	7	9	1	3	6	2	8
8	2	3	5	6	4	7	9	1
6	9	1	2	7	8	5	3	4
9	4	8	1	2	5	3	7	6
1	3	5	6	4	7	9	8	2
7	6	2	8	3	9	4	1	5

Solution 252

6	5	3	2	1	8	9	4	7
8	1	2	9	7	4	5	3	6
4	9	7	3	5	6	8	1	2
1	4	8	7	6	5	3	2	9
9	7	5	8	2	3	4	6	1
2	3	6	1	4	9	7	8	5
3	8	1	5	9	2	6	7	4
7	6	9	4	8	1	2	5	3
5	2	4	6	3	7	1	9	8

Solution 253

7	4	1	2	8	5	3	6	9
8	3	6	7	4	9	2	1	5
2	5	9	3	1	6	7	4	8
3	7	8	4	2	1	9	5	6
9	2	5	8	6	7	1	3	4
6	1	4	9	5	3	8	2	7
1	6	3	5	7	8	4	9	2
5	8	2	1	9	4	6	7	3
4	9	7	6	3	2	5	8	1

Solution 254

4	7	5	8	2	6	3	9	1
3	2	9	7	1	5	8	6	4
1	8	6	9	4	3	2	5	7
8	5	7	6	9	2	4	1	3
6	4	1	5	3	8	9	7	2
9	3	2	4	7	1	5	8	6
2	9	8	3	6	7	1	4	5
5	6	3	1	8	4	7	2	9
7	1	4	2	5	9	6	3	8

Solution 255

1	9	5	6	8	4	7	2	3
2	6	3	1	7	5	9	4	8
4	8	7	2	3	9	1	5	6
3	5	4	7	2	6	8	1	9
6	2	9	5	1	8	3	7	4
8	7	1	4	9	3	2	6	5
9	4	2	3	6	1	5	8	7
5	1	8	9	4	7	6	3	2
7	3	6	8	5	2	4	9	1

Solution 256

Solution 256

4	5	3	2	8	1	7	9	6
9	7	8	4	5	6	1	3	2
2	6	1	3	9	7	4	5	8
7	8	2	1	4	9	3	6	5
5	1	6	7	3	2	8	4	9
3	4	9	8	6	5	2	1	7
6	2	7	9	1	3	5	8	4
1	9	4	5	2	8	6	7	3
8	3	5	6	7	4	9	2	1

Solution 257

7	3	8	1	5	9	4	6	2
2	5	1	4	6	3	8	7	9
4	9	6	8	7	2	5	3	1
9	4	7	6	2	8	3	1	5
3	1	5	9	4	7	6	2	8
6	8	2	3	1	5	9	4	7
5	7	4	2	9	6	1	8	3
1	2	3	5	8	4	7	9	6
8	6	9	7	3	1	2	5	4

Solution 258

Solution 258

7	3	8	4	6	5	2	9	1
6	1	2	3	7	9	4	8	5
4	9	5	1	2	8	7	3	6
5	4	1	9	8	7	6	2	3
3	6	9	2	5	1	8	7	4
2	8	7	6	3	4	1	5	9
1	2	3	7	9	6	5	4	8
8	7	4	5	1	3	9	6	2
9	5	6	8	4	2	3	1	7

Solution 259

7	5	6	8	9	1	4	2	3
3	1	2	4	7	6	5	9	8
9	4	8	3	5	2	6	1	7
2	9	7	6	1	3	8	4	5
8	3	4	9	2	5	1	7	6
5	6	1	7	4	8	9	3	2
1	7	5	2	6	4	3	8	9
4	8	9	5	3	7	2	6	1
6	2	3	1	8	9	7	5	4

Solution 260

5	2	6	7	4	9	3	1	8
9	8	1	6	3	5	4	2	7
3	7	4	2	8	1	5	6	9
7	1	3	4	9	6	8	5	2
6	4	8	3	5	2	9	7	1
2	9	5	1	7	8	6	3	4
8	5	7	9	2	3	1	4	6
1	3	2	8	6	4	7	9	5
4	6	9	5	1	7	2	8	3

Solution 261

1	3	9	4	2	6	8	7	5
5	4	7	3	1	8	9	2	6
8	6	2	7	9	5	4	3	1
6	2	1	9	3	4	7	5	8
9	5	4	2	8	7	6	1	3
7	8	3	5	6	1	2	4	9
3	7	6	1	4	9	5	8	2
2	9	5	8	7	3	1	6	4
4	1	8	6	5	2	3	9	7

Solution 262

5	2	1	6	8	7	9	4	3
9	3	4	5	2	1	6	8	7
7	6	8	4	9	3	1	5	2
2	5	3	7	6	4	8	1	9
8	7	6	2	1	9	4	3	5
1	4	9	3	5	8	7	2	6
4	1	5	9	3	6	2	7	8
3	9	7	8	4	2	5	6	1
6	8	2	1	7	5	3	9	4

Solution 263

2	9	4	7	6	5	1	3	8
3	7	6	4	1	8	2	5	9
5	1	8	3	2	9	6	7	4
1	4	9	6	7	2	3	8	5
7	5	2	8	3	1	9	4	6
6	8	3	9	5	4	7	1	2
8	6	1	5	9	7	4	2	3
4	3	7	2	8	6	5	9	1
9	2	5	1	4	3	8	6	7

Solution 264

2	3	7	6	4	1	8	9	5
9	5	4	8	3	7	2	6	1
8	6	1	5	2	9	3	4	7
7	4	3	1	8	6	9	5	2
1	2	9	4	7	5	6	8	3
6	8	5	3	9	2	1	7	4
4	1	8	7	6	3	5	2	9
3	7	2	9	5	8	4	1	6
5	9	6	2	1	4	7	3	8

Solution 265

9	7	1	2	4	3	8	5	6
2	8	6	1	9	5	7	4	3
5	3	4	7	6	8	2	9	1
1	4	3	6	5	2	9	8	7
6	9	5	8	1	7	4	3	2
8	2	7	9	3	4	1	6	5
7	5	2	4	8	6	3	1	9
4	6	9	3	2	1	5	7	8
3	1	8	5	7	9	6	2	4

Solution 266

7	1	9	4	3	8	6	5	2
5	6	2	1	9	7	8	3	4
3	4	8	6	2	5	7	1	9
8	5	4	3	6	9	1	2	7
2	7	3	5	4	1	9	8	6
6	9	1	8	7	2	3	4	5
9	8	5	2	1	6	4	7	3
4	2	6	7	8	3	5	9	1
1	3	7	9	5	4	2	6	8

Solution 267

4	8	3	7	5	6	2	1	9
1	6	5	4	9	2	8	3	7
2	9	7	1	3	8	5	4	6
9	1	2	8	6	7	4	5	3
3	4	6	2	1	5	7	9	8
5	7	8	9	4	3	1	6	2
7	3	4	6	8	1	9	2	5
6	2	1	5	7	9	3	8	4
8	5	9	3	2	4	6	7	1

Solution 268

2	3	5	1	6	4	7	8	9
9	1	6	3	8	7	5	2	4
8	4	7	5	2	9	6	3	1
7	8	9	4	3	6	2	1	5
6	5	3	7	1	2	9	4	8
1	2	4	8	9	5	3	7	6
5	7	8	6	4	3	1	9	2
4	6	2	9	7	1	8	5	3
3	9	1	2	5	8	4	6	7

Solution 269

7	5	8	1	2	4	6	3	9
1	3	6	7	5	9	8	4	2
2	9	4	8	6	3	5	1	7
4	1	2	9	8	7	3	5	6
6	8	3	5	4	2	7	9	1
9	7	5	6	3	1	4	2	8
8	2	1	4	7	5	9	6	3
3	4	7	2	9	6	1	8	5
5	6	9	3	1	8	2	7	4

Solution 270

Solution 270

7	3	4	2	6	9	1	8	5
8	6	2	4	1	5	9	3	7
1	9	5	8	3	7	4	6	2
4	5	6	7	2	1	8	9	3
9	1	8	3	5	4	7	2	6
2	7	3	9	8	6	5	1	4
6	2	9	5	4	8	3	7	1
5	8	1	6	7	3	2	4	9
3	4	7	1	9	2	6	5	8

Solution 271

4	2	1	3	8	7	6	5	9
9	6	8	5	1	4	2	3	7
3	5	7	9	6	2	8	1	4
1	7	2	8	4	3	5	9	6
5	8	3	1	9	6	4	7	2
6	4	9	7	2	5	3	8	1
8	1	4	6	3	9	7	2	5
2	3	5	4	7	1	9	6	8
7	9	6	2	5	8	1	4	3

Solution 272

2	5	6	4	9	3	8	1	7
7	4	3	2	1	8	9	5	6
8	9	1	7	6	5	3	2	4
6	8	7	1	5	9	2	4	3
9	2	5	6	3	4	1	7	8
3	1	4	8	7	2	6	9	5
5	7	2	3	8	1	4	6	9
4	6	8	9	2	7	5	3	1
1	3	9	5	4	6	7	8	2

Solution 273

8	4	9	7	3	1	6	2	5
6	2	1	8	4	5	7	9	3
7	3	5	9	2	6	4	1	8
3	1	6	5	9	8	2	4	7
9	7	2	4	6	3	8	5	1
4	5	8	2	1	7	9	3	6
2	6	7	1	5	4	3	8	9
5	8	4	3	7	9	1	6	2
1	9	3	6	8	2	5	7	4

Solution 274

4	5	8	3	2	1	6	7	9
6	3	1	8	9	7	5	4	2
7	2	9	6	4	5	8	1	3
9	1	4	7	6	2	3	5	8
3	7	5	9	1	8	2	6	4
2	8	6	5	3	4	7	9	1
5	4	2	1	7	3	9	8	6
1	9	7	2	8	6	4	3	5
8	6	3	4	5	9	1	2	7

Solution 275

4	5	3	2	7	8	1	6	9
2	6	7	3	1	9	4	5	8
1	9	8	5	6	4	3	2	7
5	7	2	8	3	1	9	4	6
3	1	9	6	4	2	8	7	5
8	4	6	7	9	5	2	3	1
9	3	5	1	2	7	6	8	4
7	2	4	9	8	6	5	1	3
6	8	1	4	5	3	7	9	2

Solution 276

Solution 276

8	5	7	2	6	3	9	1	4
3	1	6	5	9	4	8	7	2
4	2	9	1	7	8	3	6	5
6	8	2	3	1	9	5	4	7
7	4	3	8	5	6	1	2	9
5	9	1	4	2	7	6	8	3
2	3	8	6	4	5	7	9	1
9	6	4	7	3	1	2	5	8
1	7	5	9	8	2	4	3	6

Solution 277

6	1	4	9	3	2	7	5	8
5	2	3	6	7	8	4	9	1
9	8	7	4	1	5	6	2	3
2	9	1	5	6	4	3	8	7
7	3	6	8	2	1	9	4	5
8	4	5	7	9	3	2	1	6
3	5	8	2	4	6	1	7	9
1	7	2	3	5	9	8	6	4
4	6	9	1	8	7	5	3	2

Solution 278

Solution 278

2	3	4	1	7	6	5	8	9
6	5	9	3	8	4	2	7	1
7	8	1	5	9	2	4	6	3
9	4	3	2	6	5	7	1	8
1	2	5	8	3	7	6	9	4
8	7	6	9	4	1	3	5	2
3	6	7	4	1	9	8	2	5
5	9	8	6	2	3	1	4	7
4	1	2	7	5	8	9	3	6

Solution 279

8	5	9	3	1	4	6	2	7
4	2	1	8	7	6	9	5	3
7	6	3	5	9	2	1	8	4
3	1	8	2	5	9	4	7	6
2	4	6	1	3	7	8	9	5
5	9	7	4	6	8	3	1	2
1	8	5	7	4	3	2	6	9
6	3	2	9	8	5	7	4	1
9	7	4	6	2	1	5	3	8

Solution 280

1	6	4	8	3	7	5	9	2
8	5	7	2	9	6	1	3	4
3	2	9	5	1	4	7	6	8
4	3	5	7	8	9	6	2	1
7	8	2	1	6	3	4	5	9
6	9	1	4	5	2	3	8	7
5	1	3	9	7	8	2	4	6
9	4	6	3	2	1	8	7	5
2	7	8	6	4	5	9	1	3

Solution 281

3	7	9	6	8	4	2	5	1
5	6	2	1	7	3	8	4	9
8	4	1	5	9	2	6	3	7
6	5	8	2	1	7	3	9	4
9	1	7	4	3	6	5	2	8
4	2	3	8	5	9	1	7	6
1	9	5	7	2	8	4	6	3
7	8	4	3	6	5	9	1	2
2	3	6	9	4	1	7	8	5

Solution 282

8	5	7	9	3	6	1	2	4
4	1	2	7	8	5	6	9	3
3	6	9	1	2	4	7	5	8
9	3	6	5	7	8	4	1	2
2	8	5	4	1	9	3	6	7
7	4	1	3	6	2	5	8	9
5	2	8	6	4	3	9	7	1
6	7	4	8	9	1	2	3	5
1	9	3	2	5	7	8	4	6

Solution 283

4	2	8	5	3	9	1	7	6
6	1	9	4	2	7	5	3	8
7	3	5	8	6	1	2	4	9
9	4	7	6	5	3	8	1	2
8	5	3	2	1	4	9	6	7
1	6	2	9	7	8	3	5	4
2	7	4	1	9	5	6	8	3
5	8	6	3	4	2	7	9	1
3	9	1	7	8	6	4	2	5

Solution 284

2	6	8	3	5	4	7	1	9
3	5	7	6	9	1	2	8	4
1	4	9	2	7	8	3	5	6
5	7	3	9	2	6	8	4	1
8	9	6	4	1	3	5	2	7
4	2	1	7	8	5	9	6	3
9	1	2	8	4	7	6	3	5
7	3	5	1	6	2	4	9	8
6	8	4	5	3	9	1	7	2

Solution 285

5	8	3	1	7	2	9	6	4
6	2	7	9	5	4	1	8	3
1	4	9	6	3	8	2	7	5
7	9	4	5	8	6	3	1	2
8	6	2	3	1	9	5	4	7
3	5	1	4	2	7	8	9	6
4	3	6	8	9	5	7	2	1
9	7	5	2	6	1	4	3	8
2	1	8	7	4	3	6	5	9

Solution 286

9	7	6	2	3	8	5	1	4
5	2	4	7	1	9	3	8	6
1	8	3	4	5	6	9	2	7
8	6	5	9	4	3	2	7	1
2	1	9	5	8	7	6	4	3
3	4	7	6	2	1	8	5	9
6	5	1	3	7	2	4	9	8
4	9	8	1	6	5	7	3	2
7	3	2	8	9	4	1	6	5

Solution 287

2	8	5	6	7	3	9	4	1
4	9	7	2	1	5	6	8	3
3	6	1	8	4	9	2	5	7
6	2	3	7	8	1	4	9	5
9	5	4	3	6	2	1	7	8
1	7	8	5	9	4	3	6	2
5	3	6	4	2	7	8	1	9
7	4	9	1	3	8	5	2	6
8	1	2	9	5	6	7	3	4

Solution 288

2	3	8	6	4	1	7	9	5
1	5	7	3	8	9	4	2	6
9	6	4	2	7	5	3	8	1
5	1	3	8	6	7	2	4	9
6	7	2	5	9	4	1	3	8
8	4	9	1	2	3	5	6	7
4	9	5	7	3	6	8	1	2
3	8	1	9	5	2	6	7	4
7	2	6	4	1	8	9	5	3

Solution 289

6	5	9	3	4	2	1	7	8
3	2	8	9	1	7	6	5	4
4	1	7	8	5	6	2	3	9
5	6	2	7	8	9	3	4	1
9	3	1	6	2	4	5	8	7
7	8	4	1	3	5	9	6	2
1	7	3	2	6	8	4	9	5
8	4	6	5	9	1	7	2	3
2	9	5	4	7	3	8	1	6

Solution 290

Solution 290

2	4	6	8	9	1	3	7	5
7	5	1	2	4	3	6	8	9
9	3	8	6	7	5	1	4	2
3	8	5	7	1	4	9	2	6
1	6	9	3	2	8	4	5	7
4	7	2	9	5	6	8	3	1
5	2	4	1	8	9	7	6	3
8	1	3	5	6	7	2	9	4
6	9	7	4	3	2	5	1	8

Solution 291

7	1	2	3	5	4	8	6	9
4	3	8	6	9	7	1	5	2
5	6	9	2	1	8	4	7	3
2	4	7	8	6	5	3	9	1
1	9	5	7	3	2	6	4	8
6	8	3	9	4	1	5	2	7
3	7	6	4	8	9	2	1	5
8	2	1	5	7	6	9	3	4
9	5	4	1	2	3	7	8	6

Solution 292

3	6	2	9	7	1	8	4	5
5	1	4	3	2	8	6	9	7
7	9	8	5	6	4	1	3	2
4	5	9	8	3	6	2	7	1
6	3	1	2	4	7	9	5	8
2	8	7	1	5	9	3	6	4
1	4	5	6	8	3	7	2	9
8	7	3	4	9	2	5	1	6
9	2	6	7	1	5	4	8	3

Solution 293

2	7	9	4	6	5	8	1	3
8	5	1	7	9	3	4	2	6
4	3	6	8	2	1	7	5	9
3	9	8	5	4	2	6	7	1
5	4	7	1	8	6	3	9	2
1	6	2	3	7	9	5	8	4
6	1	5	2	3	8	9	4	7
7	2	3	9	5	4	1	6	8
9	8	4	6	1	7	2	3	5

Solution 294

6	3	8	5	4	9	1	2	7
5	4	9	7	1	2	3	8	6
7	1	2	8	6	3	4	9	5
1	6	5	2	8	4	7	3	9
8	7	3	9	5	1	6	4	2
9	2	4	6	3	7	5	1	8
2	8	1	4	7	5	9	6	3
4	9	7	3	2	6	8	5	1
3	5	6	1	9	8	2	7	4

Solution 295

7	2	9	1	5	4	6	3	8
6	5	3	8	7	9	4	1	2
8	1	4	2	6	3	9	5	7
9	7	1	6	8	2	5	4	3
2	3	8	4	1	5	7	9	6
5	4	6	3	9	7	8	2	1
1	8	2	5	4	6	3	7	9
3	9	5	7	2	8	1	6	4
4	6	7	9	3	1	2	8	5

Solution 296

Solution 296

3	4	2	1	5	9	8	6	7
6	9	1	7	8	3	4	5	2
7	5	8	6	2	4	3	9	1
9	8	6	4	1	7	5	2	3
1	2	7	9	3	5	6	4	8
5	3	4	8	6	2	1	7	9
4	1	5	2	9	8	7	3	6
2	6	3	5	7	1	9	8	4
8	7	9	3	4	6	2	1	5

Solution 297

1	5	3	4	2	6	8	9	7
2	7	6	9	3	8	4	5	1
9	8	4	1	7	5	3	2	6
3	2	7	5	4	1	9	6	8
4	1	8	7	6	9	2	3	5
5	6	9	2	8	3	1	7	4
6	9	5	3	1	4	7	8	2
8	4	2	6	9	7	5	1	3
7	3	1	8	5	2	6	4	9

Solution 298

Solution 298

6	9	2	4	5	8	3	1	7
8	4	7	1	2	3	6	5	9
5	3	1	9	6	7	2	8	4
9	5	3	2	1	4	8	7	6
2	6	8	7	9	5	1	4	3
7	1	4	3	8	6	9	2	5
4	7	6	8	3	1	5	9	2
3	8	9	5	4	2	7	6	1
1	2	5	6	7	9	4	3	8

Solution 299

7	5	4	1	9	8	3	2	6
9	1	2	7	6	3	4	8	5
8	6	3	4	5	2	1	9	7
2	7	6	8	4	5	9	3	1
3	4	1	9	7	6	2	5	8
5	8	9	3	2	1	6	7	4
4	2	8	5	1	9	7	6	3
1	9	5	6	3	7	8	4	2
6	3	7	2	8	4	5	1	9

Solution 280

4	8	9	1	2	5	6	3	7
1	7	3	9	6	4	2	5	8
6	5	2	3	8	7	4	9	1
7	4	5	6	9	2	1	8	3
9	1	6	7	3	8	5	4	2
2	3	8	4	5	1	7	6	9
8	9	1	2	4	6	3	7	5
3	2	4	5	7	9	8	1	6
5	6	7	8	1	3	9	2	4

Solution 301

6	7	3	4	2	1	9	5	8
5	9	4	3	7	8	6	1	2
1	2	8	5	9	6	4	3	7
3	1	9	2	8	4	5	7	6
8	4	5	7	6	3	2	9	1
2	6	7	9	1	5	8	4	3
7	3	6	8	5	9	1	2	4
9	8	2	1	4	7	3	6	5
4	5	1	6	3	2	7	8	9

Solution 302

6	9	2	5	8	7	4	1	3
3	5	4	6	1	2	8	7	9
8	7	1	3	9	4	5	2	6
2	4	3	8	6	9	7	5	1
7	8	5	1	4	3	6	9	2
9	1	6	7	2	5	3	8	4
4	6	7	2	5	1	9	3	8
5	2	9	4	3	8	1	6	7
1	3	8	9	7	6	2	4	5

Solution 303

7	2	6	4	8	3	9	1	5
5	8	4	7	1	9	6	2	3
3	1	9	2	6	5	8	4	7
8	4	7	6	3	1	5	9	2
2	6	5	8	9	7	4	3	1
9	3	1	5	2	4	7	8	6
6	9	2	1	7	8	3	5	4
4	7	3	9	5	2	1	6	8
1	5	8	3	4	6	2	7	9

Solution 304

3	9	5	2	6	8	7	4	1
6	4	8	3	1	7	2	5	9
1	2	7	9	4	5	6	8	3
5	8	6	4	3	9	1	7	2
4	3	2	8	7	1	5	9	6
7	1	9	6	5	2	8	3	4
2	5	4	7	9	6	3	1	8
9	6	1	5	8	3	4	2	7
8	7	3	1	2	4	9	6	5

Solution 305

6	5	4	3	9	7	8	2	1
8	2	1	6	5	4	3	9	7
7	3	9	8	2	1	6	5	4
2	6	3	5	4	8	7	1	9
4	9	8	1	7	2	5	6	3
1	7	5	9	6	3	4	8	2
3	1	7	2	8	5	9	4	6
9	8	2	4	3	6	1	7	5
5	4	6	7	1	9	2	3	8

Solution 306

6	8	3	7	5	1	4	9	2
4	1	5	2	8	9	3	6	7
2	9	7	4	6	3	8	5	1
5	3	4	1	2	7	9	8	6
7	2	8	3	9	6	5	1	4
1	6	9	8	4	5	7	2	3
9	5	2	6	3	4	1	7	8
8	4	1	5	7	2	6	3	9
3	7	6	9	1	8	2	4	5

Solution 307

1	9	5	2	7	4	6	8	3
6	2	4	1	3	8	5	9	7
8	7	3	5	9	6	2	1	4
7	5	1	8	6	9	4	3	2
4	6	2	7	1	3	8	5	9
3	8	9	4	5	2	1	7	6
5	1	6	3	4	7	9	2	8
9	3	8	6	2	1	7	4	5
2	4	7	9	8	5	3	6	1

Solution 308

3	4	6	2	9	5	8	7	1
5	8	7	6	1	3	4	9	2
9	2	1	8	4	7	6	5	3
6	1	3	4	7	9	2	8	5
8	5	9	1	3	2	7	4	6
2	7	4	5	8	6	1	3	9
7	9	8	3	2	1	5	6	4
4	6	2	9	5	8	3	1	7
1	3	5	7	6	4	9	2	8

Solution 309

3	9	6	5	7	2	1	8	4
5	1	7	9	8	4	3	2	6
4	8	2	1	6	3	5	7	9
9	5	8	3	2	7	4	6	1
6	7	1	8	4	9	2	5	3
2	3	4	6	5	1	7	9	8
8	2	3	7	1	6	9	4	5
1	4	5	2	9	8	6	3	7
7	6	9	4	3	5	8	1	2

Solution 310

Solution 310

3	1	4	2	7	8	9	6	5
7	8	9	3	6	5	4	1	2
2	5	6	4	9	1	7	8	3
4	7	3	5	2	6	8	9	1
6	9	1	7	8	3	5	2	4
8	2	5	9	1	4	6	3	7
1	3	7	8	4	9	2	5	6
5	4	8	6	3	2	1	7	9
9	6	2	1	5	7	3	4	8

Solution 311

4	2	6	3	5	8	9	7	1
5	8	7	6	1	9	4	3	2
9	3	1	2	4	7	5	8	6
7	5	4	1	3	6	8	2	9
1	9	3	5	8	2	7	6	4
8	6	2	7	9	4	3	1	5
3	1	9	8	6	5	2	4	7
2	4	8	9	7	1	6	5	3
6	7	5	4	2	3	1	9	8

Solution 312

6	9	5	4	8	3	7	1	2
4	1	2	9	7	5	3	8	6
7	3	8	1	6	2	9	4	5
2	4	9	5	1	8	6	7	3
5	7	6	3	2	4	8	9	1
1	8	3	7	9	6	5	2	4
3	6	7	8	4	1	2	5	9
9	2	4	6	5	7	1	3	8
8	5	1	2	3	9	4	6	7

Solution 313

8	1	4	2	9	5	3	6	7
7	6	3	8	4	1	2	5	9
2	9	5	3	6	7	1	8	4
1	7	9	6	2	3	5	4	8
3	8	6	5	7	4	9	1	2
4	5	2	1	8	9	6	7	3
5	3	8	7	1	2	4	9	6
6	4	1	9	3	8	7	2	5
9	2	7	4	5	6	8	3	1

Solution 314

1	9	6	8	5	2	7	4	3
4	8	2	7	9	3	1	6	5
5	7	3	1	6	4	2	8	9
2	3	5	6	8	9	4	1	7
6	1	7	3	4	5	8	9	2
9	4	8	2	7	1	3	5	6
3	2	4	5	1	6	9	7	8
7	6	1	9	3	8	5	2	4
8	5	9	4	2	7	6	3	1

Solution 315

7	6	5	2	9	3	4	1	8
4	2	3	7	8	1	5	6	9
8	1	9	5	6	4	7	3	2
3	7	1	4	2	5	9	8	6
2	5	8	6	3	9	1	4	7
9	4	6	8	1	7	3	2	5
1	8	4	9	7	2	6	5	3
5	9	2	3	4	6	8	7	1
6	3	7	1	5	8	2	9	4

Solution 316

Solution 316

2	8	6	7	9	3	1	5	4
3	4	1	6	2	5	7	9	8
5	7	9	1	8	4	2	3	6
1	6	3	2	7	9	4	8	5
4	9	8	5	6	1	3	7	2
7	5	2	4	3	8	9	6	1
6	2	4	3	5	7	8	1	9
8	1	7	9	4	6	5	2	3
9	3	5	8	1	2	6	4	7

Solution 317

3	6	5	8	7	4	1	2	9
2	8	1	6	5	9	4	3	7
4	7	9	2	1	3	5	8	6
5	3	2	1	6	7	9	4	8
8	1	6	4	9	2	3	7	5
7	9	4	3	8	5	2	6	1
9	5	3	7	4	6	8	1	2
1	2	7	5	3	8	6	9	4
6	4	8	9	2	1	7	5	3

Solution 318

Solution 318

6	4	8	3	1	9	2	5	7
2	5	3	4	7	6	9	8	1
1	7	9	5	8	2	3	6	4
3	8	1	7	6	5	4	2	9
9	2	5	1	3	4	8	7	6
4	6	7	2	9	8	1	3	5
5	9	2	8	4	7	6	1	3
7	3	6	9	2	1	5	4	8
8	1	4	6	5	3	7	9	2

Solution 319

5	7	3	1	9	4	2	8	6
9	8	2	7	6	5	4	1	3
4	6	1	8	2	3	7	5	9
6	3	5	2	7	1	9	4	8
8	9	4	5	3	6	1	2	7
1	2	7	4	8	9	6	3	5
7	1	6	3	4	8	5	9	2
3	4	9	6	5	2	8	7	1
2	5	8	9	1	7	3	6	4

Solution 320

5	6	9	2	7	8	1	3	4
7	2	4	3	1	6	8	9	5
3	1	8	4	5	9	2	6	7
2	3	5	8	4	7	9	1	6
1	4	6	5	9	2	3	7	8
8	9	7	1	6	3	4	5	2
9	7	1	6	2	4	5	8	3
6	8	2	9	3	5	7	4	1
4	5	3	7	8	1	6	2	9

Solution 321

9	3	1	6	4	8	5	7	2
7	6	2	3	5	1	8	4	9
8	5	4	7	2	9	6	1	3
6	7	5	4	3	2	9	8	1
4	2	9	8	1	7	3	6	5
1	8	3	9	6	5	7	2	4
2	4	6	5	8	3	1	9	7
5	1	7	2	9	6	4	3	8
3	9	8	1	7	4	2	5	6

Solution 322

2	3	9	8	7	4	6	5	1
4	5	1	3	6	9	7	2	8
7	6	8	5	1	2	9	4	3
8	4	5	2	3	6	1	9	7
6	9	7	1	5	8	2	3	4
3	1	2	9	4	7	5	8	6
1	7	3	4	2	5	8	6	9
9	2	6	7	8	3	4	1	5
5	8	4	6	9	1	3	7	2

Solution 323

2	7	1	3	5	4	9	8	6
3	4	9	6	1	8	5	7	2
5	6	8	7	2	9	4	1	3
1	3	6	8	9	5	2	4	7
4	8	5	1	7	2	6	3	9
9	2	7	4	6	3	1	5	8
6	1	2	5	3	7	8	9	4
7	5	4	9	8	6	3	2	1
8	9	3	2	4	1	7	6	5

Solution 324

2	9	5	7	3	1	8	6	4
1	6	3	2	8	4	9	5	7
7	8	4	6	9	5	3	1	2
3	1	2	8	7	9	6	4	5
9	4	6	3	5	2	1	7	8
8	5	7	1	4	6	2	3	9
4	3	9	5	6	8	7	2	1
5	7	1	9	2	3	4	8	6
6	2	8	4	1	7	5	9	3

Solution 325

9	3	4	1	2	6	8	7	5
5	8	1	4	3	7	9	6	2
6	2	7	8	5	9	4	3	1
1	4	3	5	6	2	7	9	8
8	5	6	9	7	1	2	4	3
2	7	9	3	8	4	5	1	6
7	6	5	2	9	3	1	8	4
4	9	2	6	1	8	3	5	7
3	1	8	7	4	5	6	2	9

Solution 326

7	6	8	1	3	4	5	2	9
5	4	2	6	8	9	1	3	7
9	1	3	5	7	2	8	6	4
4	3	6	2	9	5	7	8	1
2	9	7	3	1	8	4	5	6
8	5	1	7	4	6	3	9	2
6	2	4	8	5	1	9	7	3
1	7	5	9	6	3	2	4	8
3	8	9	4	2	7	6	1	5

Solution 327

7	6	4	5	2	1	9	3	8
9	3	8	4	6	7	1	2	5
5	2	1	3	8	9	6	4	7
4	7	3	8	1	2	5	6	9
1	8	5	6	9	3	4	7	2
6	9	2	7	5	4	8	1	3
8	5	7	1	3	6	2	9	4
3	1	9	2	4	5	7	8	6
2	4	6	9	7	8	3	5	1

Solution 328

6	3	4	8	7	1	9	2	5
1	2	5	6	3	9	8	4	7
9	8	7	5	2	4	1	3	6
3	6	9	2	8	7	4	5	1
5	1	8	3	4	6	2	7	9
7	4	2	1	9	5	6	8	3
2	7	3	9	1	8	5	6	4
4	5	1	7	6	2	3	9	8
8	9	6	4	5	3	7	1	2

Solution 329

3	1	5	7	6	8	4	9	2
4	7	8	2	5	9	1	6	3
2	6	9	1	3	4	8	7	5
5	9	3	6	8	2	7	1	4
7	4	2	3	9	1	5	8	6
1	8	6	5	4	7	3	2	9
8	3	4	9	7	6	2	5	1
9	2	7	4	1	5	6	3	8
6	5	1	8	2	3	9	4	7

Solution 330

Solution 330

8	3	7	9	2	5	4	1	6
1	2	5	4	3	6	9	8	7
4	9	6	8	7	1	3	5	2
5	6	1	7	4	8	2	3	9
7	8	3	6	9	2	5	4	1
2	4	9	1	5	3	7	6	8
6	5	4	2	1	9	8	7	3
9	7	8	3	6	4	1	2	5
3	1	2	5	8	7	6	9	4

Solution 331

6	3	2	7	9	5	1	4	8
1	7	8	3	6	4	9	2	5
5	4	9	8	1	2	7	6	3
7	5	4	2	3	6	8	9	1
9	6	1	4	5	8	3	7	2
8	2	3	1	7	9	4	5	6
4	1	6	5	8	7	2	3	9
2	8	5	9	4	3	6	1	7
3	9	7	6	2	1	5	8	4

Solution 332

7	5	2	8	6	4	1	3	9
9	6	1	3	7	2	5	4	8
8	4	3	5	1	9	7	2	6
5	3	4	7	2	8	9	6	1
6	2	9	4	5	1	8	7	3
1	7	8	6	9	3	2	5	4
3	1	5	2	8	6	4	9	7
2	9	6	1	4	7	3	8	5
4	8	7	9	3	5	6	1	2

Solution 333

6	5	7	4	1	9	2	3	8
4	9	3	2	5	8	1	6	7
1	8	2	6	3	7	4	5	9
3	7	4	1	2	5	8	9	6
5	6	1	9	8	3	7	2	4
8	2	9	7	6	4	5	1	3
9	4	6	5	7	1	3	8	2
2	1	8	3	4	6	9	7	5
7	3	5	8	9	2	6	4	1

Solution 334

2	4	5	7	8	6	3	9	1
6	3	7	2	1	9	8	4	5
1	8	9	3	5	4	2	7	6
5	2	4	1	6	3	9	8	7
9	6	8	5	2	7	4	1	3
7	1	3	4	9	8	5	6	2
3	9	1	8	7	2	6	5	4
4	5	6	9	3	1	7	2	8
8	7	2	6	4	5	1	3	9

Solution 335

6	3	2	1	7	5	9	8	4
4	5	1	8	2	9	6	7	3
7	9	8	3	4	6	1	2	5
5	7	4	2	6	1	3	9	8
8	6	9	4	3	7	5	1	2
1	2	3	9	5	8	7	4	6
2	1	7	5	8	3	4	6	9
3	4	6	7	9	2	8	5	1
9	8	5	6	1	4	2	3	7

Solution 336

Solution 336

1	3	7	2	8	4	5	9	6
5	4	6	7	1	9	2	3	8
2	9	8	6	3	5	7	4	1
6	2	3	9	4	1	8	7	5
8	7	1	3	5	2	9	6	4
4	5	9	8	7	6	1	2	3
9	6	5	4	2	8	3	1	7
7	8	4	1	9	3	6	5	2
3	1	2	5	6	7	4	8	9

Solution 337

7	4	8	6	9	1	2	3	5
5	6	3	4	8	2	9	7	1
9	1	2	5	7	3	6	8	4
2	9	4	8	5	7	1	6	3
3	8	1	9	2	6	5	4	7
6	7	5	3	1	4	8	2	9
4	2	9	7	6	5	3	1	8
1	5	7	2	3	8	4	9	6
8	3	6	1	4	9	7	5	2

Solution 338

Solution 338

5	1	8	2	6	3	9	4	7
7	9	3	8	4	5	2	6	1
4	2	6	9	1	7	3	5	8
1	4	2	5	8	9	7	3	6
3	8	9	6	7	2	4	1	5
6	5	7	4	3	1	8	2	9
8	6	5	3	9	4	1	7	2
9	3	1	7	2	6	5	8	4
2	7	4	1	5	8	6	9	3

Solution 339

3	9	8	4	7	6	1	5	2
2	7	5	8	1	3	9	6	4
1	6	4	9	5	2	7	3	8
6	5	2	1	3	7	8	4	9
8	4	7	5	2	9	3	1	6
9	3	1	6	4	8	5	2	7
5	2	9	7	6	1	4	8	3
4	8	3	2	9	5	6	7	1
7	1	6	3	8	4	2	9	5

Solution 340

6	3	1	8	7	5	2	4	9
4	8	2	6	1	9	5	3	7
5	9	7	3	2	4	8	1	6
7	4	6	2	9	1	3	8	5
1	5	9	4	3	8	6	7	2
3	2	8	5	6	7	1	9	4
2	1	3	7	4	6	9	5	8
9	7	5	1	8	2	4	6	3
8	6	4	9	5	3	7	2	1

Solution 341

7	4	9	5	3	2	8	6	1
8	2	5	4	6	1	3	7	9
1	3	6	7	9	8	5	2	4
3	7	1	2	8	6	9	4	5
6	5	8	9	7	4	1	3	2
2	9	4	1	5	3	7	8	6
9	1	2	3	4	7	6	5	8
4	8	7	6	1	5	2	9	3
5	6	3	8	2	9	4	1	7

Solution 342

6	2	1	8	9	5	7	3	4
4	8	3	6	7	1	9	2	5
9	5	7	3	4	2	6	8	1
2	1	5	7	6	9	8	4	3
3	9	6	4	2	8	5	1	7
8	7	4	1	5	3	2	9	6
1	3	2	5	8	6	4	7	9
7	6	9	2	1	4	3	5	8
5	4	8	9	3	7	1	6	2

Solution 343

8	7	4	3	1	2	6	5	9
5	9	6	4	8	7	1	2	3
2	3	1	5	9	6	4	7	8
6	1	8	7	4	3	5	9	2
9	5	2	8	6	1	3	4	7
3	4	7	2	5	9	8	1	6
1	6	5	9	7	8	2	3	4
4	2	9	6	3	5	7	8	1
7	8	3	1	2	4	9	6	5

Solution 344

2	4	9	3	5	8	7	6	1
5	3	8	1	7	6	2	4	9
1	6	7	9	4	2	3	8	5
8	2	6	7	3	5	1	9	4
4	7	5	2	1	9	8	3	6
3	9	1	8	6	4	5	7	2
6	1	4	5	8	7	9	2	3
7	5	2	6	9	3	4	1	8
9	8	3	4	2	1	6	5	7

Solution 345

1	4	5	9	6	7	8	2	3
7	9	3	5	8	2	6	1	4
2	8	6	4	1	3	5	7	9
9	2	8	6	3	4	7	5	1
5	6	1	8	7	9	3	4	2
3	7	4	1	2	5	9	8	6
6	5	7	3	4	1	2	9	8
8	1	9	2	5	6	4	3	7
4	3	2	7	9	8	1	6	5

Solution 346

5	6	2	4	9	3	7	8	1
8	7	1	5	2	6	4	3	9
4	9	3	1	7	8	5	6	2
1	4	9	6	5	2	3	7	8
6	8	5	9	3	7	2	1	4
2	3	7	8	1	4	9	5	6
9	2	8	7	6	5	1	4	3
3	5	6	2	4	1	8	9	7
7	1	4	3	8	9	6	2	5

Solution 347

7	5	9	2	1	8	3	4	6
8	1	3	4	6	7	5	9	2
6	2	4	3	5	9	7	1	8
2	8	7	1	4	5	6	3	9
4	6	5	8	9	3	2	7	1
3	9	1	6	7	2	8	5	4
1	4	8	7	3	6	9	2	5
9	3	2	5	8	1	4	6	7
5	7	6	9	2	4	1	8	3

Solution 348

9	6	8	3	7	2	4	1	5
7	5	1	8	9	4	2	3	6
2	3	4	5	6	1	7	9	8
8	4	5	7	2	9	1	6	3
3	7	2	1	8	6	5	4	9
6	1	9	4	3	5	8	2	7
5	8	6	2	1	3	9	7	4
1	9	7	6	4	8	3	5	2
4	2	3	9	5	7	6	8	1

Solution 349

4	7	1	8	2	6	9	3	5
6	3	8	9	5	4	1	2	7
2	5	9	3	1	7	8	6	4
1	2	5	4	6	3	7	9	8
8	9	6	1	7	2	5	4	3
7	4	3	5	9	8	2	1	6
5	6	4	2	8	1	3	7	9
9	1	7	6	3	5	4	8	2
3	8	2	7	4	9	6	5	1

Solution 350

Solution 351

7	6	2	5	3	4	1	8	9
5	4	1	2	9	8	6	3	7
3	9	8	1	7	6	2	4	5
4	3	6	7	8	2	5	9	1
8	1	7	3	5	9	4	6	2
9	2	5	4	6	1	3	7	8
2	7	4	9	1	3	8	5	6
1	8	9	6	4	5	7	2	3
6	5	3	8	2	7	9	1	4

Solution 351

5	3	1	8	4	9	7	2	6
9	7	4	2	6	3	1	5	8
8	2	6	5	7	1	4	9	3
4	1	3	9	5	2	8	6	7
2	5	8	6	3	7	9	1	4
6	9	7	1	8	4	2	3	5
3	4	2	7	9	6	5	8	1
7	8	9	3	1	5	6	4	2
1	6	5	4	2	8	3	7	9

Solution 352

9	8	2	6	4	1	3	5	7
4	3	1	5	2	7	8	9	6
7	5	6	3	8	9	4	2	1
2	4	9	1	5	8	6	7	3
5	1	8	7	3	6	2	4	9
3	6	7	4	9	2	1	8	5
6	9	4	2	7	3	5	1	8
8	2	3	9	1	5	7	6	4
1	7	5	8	6	4	9	3	2

Solution 353

9	4	6	7	8	2	3	1	5
1	3	5	9	6	4	8	2	7
7	8	2	1	3	5	4	9	6
5	9	1	3	2	7	6	4	8
4	6	8	5	1	9	7	3	2
2	7	3	6	4	8	1	5	9
3	2	4	8	9	6	5	7	1
6	1	7	2	5	3	9	8	4
8	5	9	4	7	1	2	6	3

Solution 354

6	5	7	1	9	4	8	2	3
3	2	9	7	5	8	4	6	1
4	1	8	3	6	2	5	9	7
5	3	6	8	1	9	2	7	4
7	9	4	6	2	3	1	8	5
2	8	1	4	7	5	9	3	6
9	7	5	2	4	6	3	1	8
1	4	3	9	8	7	6	5	2
8	6	2	5	3	1	7	4	9

Solution 355

2	7	3	5	9	1	8	4	6
9	6	5	2	8	4	7	3	1
1	8	4	3	6	7	9	5	2
4	9	6	1	3	5	2	8	7
3	5	7	9	2	8	6	1	4
8	1	2	7	4	6	5	9	3
5	4	1	6	7	9	3	2	8
6	3	9	8	1	2	4	7	5
7	2	8	4	5	3	1	6	9

Solution 356

Solution 356

3	5	4	8	9	7	2	1	6
7	2	8	1	6	5	3	9	4
1	6	9	4	3	2	5	8	7
4	7	1	6	5	8	9	3	2
5	9	3	2	4	1	6	7	8
6	8	2	3	7	9	1	4	5
9	1	7	5	2	4	8	6	3
8	3	5	7	1	6	4	2	9
2	4	6	9	8	3	7	5	1

Solution 357

4	5	8	3	1	7	9	2	6
9	7	3	2	6	4	8	5	1
1	2	6	5	9	8	3	7	4
8	1	4	6	7	3	2	9	5
3	9	7	1	5	2	6	4	8
5	6	2	4	8	9	1	3	7
7	8	1	9	3	5	4	6	2
6	4	9	7	2	1	5	8	3
2	3	5	8	4	6	7	1	9

Solution 358

Solution 358

1	5	8	9	3	7	2	6	4
3	4	9	1	2	6	8	5	7
6	2	7	8	4	5	3	9	1
7	8	1	6	5	2	9	4	3
2	6	3	7	9	4	1	8	5
5	9	4	3	1	8	7	2	6
4	3	6	2	8	1	5	7	9
8	1	5	4	7	9	6	3	2
9	7	2	5	6	3	4	1	8

Solution 359

4	9	3	7	2	6	5	1	8
1	7	6	8	4	5	9	2	3
5	8	2	3	1	9	4	6	7
2	6	7	1	5	3	8	9	4
8	3	4	9	7	2	6	5	1
9	5	1	4	6	8	7	3	2
7	4	9	5	3	1	2	8	6
3	2	5	6	8	4	1	7	9
6	1	8	2	9	7	3	4	5

Solution 360

9	7	8	2	6	3	5	4	1
2	1	5	9	8	4	7	6	3
6	4	3	7	5	1	8	2	9
5	9	6	8	1	2	3	7	4
3	2	7	5	4	6	1	9	8
1	8	4	3	7	9	2	5	6
8	5	1	6	9	7	4	3	2
4	3	9	1	2	5	6	8	7
7	6	2	4	3	8	9	1	5

Solution 361

9	6	1	4	7	2	5	3	8
4	7	3	6	5	8	9	1	2
8	5	2	3	9	1	4	6	7
1	3	4	2	6	7	8	9	5
7	8	6	9	1	5	3	2	4
5	2	9	8	3	4	6	7	1
2	9	8	7	4	6	1	5	3
3	1	7	5	8	9	2	4	6
6	4	5	1	2	3	7	8	9

Solution 362

5	3	1	7	9	6	2	4	8
8	9	2	5	1	4	7	6	3
7	6	4	3	2	8	5	9	1
3	8	7	2	4	1	6	5	9
4	2	9	6	3	5	1	8	7
6	1	5	8	7	9	4	3	2
9	4	6	1	8	7	3	2	5
2	7	8	4	5	3	9	1	6
1	5	3	9	6	2	8	7	4

Solution 363

8	9	2	1	3	4	5	7	6
3	1	7	9	6	5	4	2	8
6	4	5	8	2	7	3	1	9
5	2	4	3	7	6	9	8	1
1	8	6	2	5	9	7	4	3
9	7	3	4	1	8	2	6	5
2	3	8	5	4	1	6	9	7
4	6	1	7	9	3	8	5	2
7	5	9	6	8	2	1	3	4

Solution 364

9	3	6	5	8	1	4	2	7
5	4	8	2	7	3	6	1	9
2	7	1	4	6	9	3	5	8
7	1	4	3	5	6	9	8	2
3	6	2	8	9	7	5	4	1
8	9	5	1	4	2	7	6	3
1	2	7	6	3	4	8	9	5
6	5	9	7	2	8	1	3	4
4	8	3	9	1	5	2	7	6

Solution 365

4	7	6	8	3	5	9	2	1
2	5	3	9	7	1	4	6	8
1	8	9	4	2	6	5	7	3
8	2	4	3	5	7	1	9	6
3	6	7	1	9	8	2	4	5
5	9	1	6	4	2	3	8	7
7	3	5	2	8	9	6	1	4
6	4	2	7	1	3	8	5	9
9	1	8	5	6	4	7	3	2

Solution 366

8	3	2	4	7	6	9	1	5
1	4	5	2	8	9	6	7	3
6	9	7	5	3	1	4	2	8
4	5	3	8	9	7	2	6	1
7	8	9	6	1	2	3	5	4
2	1	6	3	5	4	8	9	7
5	2	4	7	6	8	1	3	9
3	6	1	9	4	5	7	8	2
9	7	8	1	2	3	5	4	6

Solution 367

1	9	5	2	3	8	4	7	6
3	7	4	1	5	6	2	8	9
2	8	6	7	9	4	3	1	5
7	2	1	5	6	9	8	4	3
9	6	3	4	8	7	1	5	2
5	4	8	3	1	2	6	9	7
8	3	9	6	4	5	7	2	1
4	1	2	9	7	3	5	6	8
6	5	7	8	2	1	9	3	4

Solution 368

8	2	5	3	1	6	7	4	9
4	1	7	2	8	9	6	5	3
3	6	9	4	5	7	2	1	8
2	5	3	9	4	1	8	7	6
7	8	6	5	3	2	4	9	1
1	9	4	6	7	8	5	3	2
6	7	2	1	9	4	3	8	5
5	4	1	8	2	3	9	6	7
9	3	8	7	6	5	1	2	4

Solution 369

2	3	1	7	4	8	6	5	9
4	5	7	3	9	6	1	2	8
6	9	8	1	5	2	3	7	4
3	6	4	8	1	7	5	9	2
9	8	2	4	6	5	7	1	3
7	1	5	9	2	3	4	8	6
1	7	3	2	8	4	9	6	5
8	4	6	5	7	9	2	3	1
5	2	9	6	3	1	8	4	7

Solution 370

Solution 370

9	7	3	1	4	5	2	8	6
8	6	2	9	7	3	5	4	1
1	4	5	2	8	6	7	9	3
5	3	7	6	9	1	8	2	4
4	9	6	3	2	8	1	7	5
2	1	8	4	5	7	3	6	9
3	5	9	7	6	2	4	1	8
7	8	4	5	1	9	6	3	2
6	2	1	8	3	4	9	5	7

Solution 371

1	9	6	4	7	5	8	2	3
2	7	8	1	6	3	5	4	9
5	3	4	9	8	2	6	7	1
4	5	7	8	9	6	3	1	2
8	6	9	2	3	1	7	5	4
3	1	2	5	4	7	9	8	6
9	2	3	7	1	8	4	6	5
7	4	1	6	5	9	2	3	8
6	8	5	3	2	4	1	9	7

Solution 372

8	2	5	9	7	3	4	1	6
7	6	4	5	1	2	3	8	9
1	3	9	4	6	8	2	7	5
9	1	6	2	5	7	8	4	3
3	5	2	8	4	1	6	9	7
4	7	8	6	3	9	1	5	2
6	8	1	7	2	5	9	3	4
5	4	3	1	9	6	7	2	8
2	9	7	3	8	4	5	6	1

Solution 373

4	9	6	7	8	3	5	2	1
3	1	2	9	4	5	6	7	8
5	8	7	2	6	1	9	3	4
1	2	8	6	5	4	3	9	7
6	3	9	1	7	2	4	8	5
7	5	4	8	3	9	1	6	2
9	7	1	5	2	6	8	4	3
8	6	3	4	1	7	2	5	9
2	4	5	3	9	8	7	1	6

Solution 374

7	6	8	4	3	1	5	9	2
1	3	2	7	5	9	6	8	4
9	4	5	8	2	6	7	1	3
6	7	3	5	1	2	8	4	9
5	1	4	3	9	8	2	6	7
2	8	9	6	4	7	3	5	1
8	2	6	1	7	4	9	3	5
4	5	7	9	8	3	1	2	6
3	9	1	2	6	5	4	7	8

Solution 375

5	8	4	1	2	7	3	6	9
1	2	7	3	9	6	8	4	5
6	3	9	4	8	5	2	7	1
4	1	5	8	6	3	7	9	2
3	7	2	5	4	9	1	8	6
9	6	8	7	1	2	4	5	3
8	9	1	2	5	4	6	3	7
2	5	3	6	7	8	9	1	4
7	4	6	9	3	1	5	2	8

Solution 376

Solution 376

3	5	8	4	6	1	9	2	7
1	4	9	7	2	5	8	3	6
6	7	2	3	8	9	1	5	4
5	8	4	2	9	3	6	7	1
2	9	1	8	7	6	5	4	3
7	6	3	5	1	4	2	9	8
8	2	5	6	3	7	4	1	9
9	3	6	1	4	2	7	8	5
4	1	7	9	5	8	3	6	2

Solution 377

5	4	1	6	8	7	2	9	3
6	3	9	1	4	2	7	5	8
7	2	8	3	9	5	6	1	4
9	7	2	5	1	8	3	4	6
4	6	5	9	2	3	8	7	1
1	8	3	4	7	6	9	2	5
3	5	7	2	6	1	4	8	9
2	9	6	8	5	4	1	3	7
8	1	4	7	3	9	5	6	2

Solution 378

Solution 378

4	2	5	9	8	1	7	6	3
6	1	9	5	7	3	8	2	4
3	8	7	2	4	6	9	1	5
8	3	2	4	9	7	1	5	6
9	5	1	8	6	2	3	4	7
7	6	4	1	3	5	2	9	8
5	4	8	7	1	9	6	3	2
2	9	3	6	5	8	4	7	1
1	7	6	3	2	4	5	8	9

Solution 379

2	7	1	4	5	8	3	6	9
5	8	4	9	6	3	2	1	7
9	6	3	7	2	1	8	5	4
3	2	6	8	1	7	4	9	5
8	5	9	3	4	6	7	2	1
1	4	7	5	9	2	6	8	3
4	3	5	2	8	9	1	7	6
7	1	2	6	3	5	9	4	8
6	9	8	1	7	4	5	3	2

Solution 380

8	2	7	4	5	6	1	9	3
5	3	1	7	8	9	4	2	6
4	6	9	2	3	1	7	5	8
9	8	4	5	2	3	6	1	7
1	5	2	8	6	7	3	4	9
6	7	3	9	1	4	5	8	2
3	4	6	1	9	8	2	7	5
2	1	8	3	7	5	9	6	4
7	9	5	6	4	2	8	3	1

Solution 381

2	8	5	3	4	1	9	6	7
3	1	4	7	9	6	2	5	8
7	6	9	5	8	2	1	3	4
6	5	2	1	7	9	8	4	3
4	3	8	2	6	5	7	1	9
9	7	1	8	3	4	6	2	5
8	2	3	6	5	7	4	9	1
1	4	7	9	2	3	5	8	6
5	9	6	4	1	8	3	7	2

Solution 382

9	4	5	2	3	6	7	8	1
7	2	3	1	8	4	5	6	9
1	8	6	9	5	7	4	3	2
5	1	2	8	9	3	6	7	4
4	7	9	5	6	1	3	2	8
6	3	8	4	7	2	9	1	5
2	5	7	3	1	9	8	4	6
8	6	1	7	4	5	2	9	3
3	9	4	6	2	8	1	5	7

Solution 383

2	7	6	1	4	9	3	5	8
3	4	1	6	5	8	9	7	2
8	9	5	3	2	7	1	4	6
4	2	3	7	8	1	5	6	9
9	6	7	4	3	5	8	2	1
1	5	8	9	6	2	4	3	7
7	8	4	2	9	3	6	1	5
5	3	2	8	1	6	7	9	4
6	1	9	5	7	4	2	8	3

Solution 384

1	6	5	2	8	7	4	3	9
2	4	7	6	9	3	1	5	8
9	8	3	4	1	5	7	2	6
3	1	9	8	7	2	6	4	5
4	5	6	1	3	9	2	8	7
7	2	8	5	4	6	9	1	3
8	7	1	3	6	4	5	9	2
5	9	4	7	2	8	3	6	1
6	3	2	9	5	1	8	7	4

Solution 385

4	2	5	8	6	3	9	7	1
9	7	8	4	2	1	3	5	6
6	3	1	5	7	9	4	2	8
8	4	2	7	9	6	1	3	5
7	5	9	3	1	4	6	8	2
1	6	3	2	8	5	7	4	9
2	9	4	1	3	8	5	6	7
5	8	6	9	4	7	2	1	3
3	1	7	6	5	2	8	9	4

Solution 386

2	7	1	4	3	6	8	5	9
9	6	5	7	8	1	4	3	2
3	4	8	2	9	5	6	1	7
6	8	2	5	7	4	3	9	1
1	3	9	6	2	8	7	4	5
7	5	4	9	1	3	2	6	8
5	1	7	3	6	2	9	8	4
4	9	3	8	5	7	1	2	6
8	2	6	1	4	9	5	7	3

Solution 387

3	7	1	5	9	4	2	6	8
4	9	6	3	8	2	7	1	5
2	8	5	6	1	7	4	3	9
6	1	7	2	4	5	8	9	3
8	5	3	9	7	1	6	4	2
9	4	2	8	6	3	5	7	1
7	2	8	4	3	9	1	5	6
1	6	9	7	5	8	3	2	4
5	3	4	1	2	6	9	8	7

Solution 388

2	4	8	7	6	9	1	3	5
9	3	7	5	4	1	6	2	8
1	5	6	3	8	2	4	7	9
6	9	3	8	1	7	2	5	4
7	8	5	9	2	4	3	6	1
4	1	2	6	5	3	8	9	7
3	2	9	1	7	8	5	4	6
5	7	1	4	3	6	9	8	2
8	6	4	2	9	5	7	1	3

Solution 389

7	5	4	9	6	1	2	8	3
1	3	9	4	8	2	5	7	6
8	6	2	3	7	5	4	9	1
4	8	5	7	1	3	9	6	2
9	7	3	2	4	6	1	5	8
6	2	1	5	9	8	7	3	4
5	1	6	8	2	7	3	4	9
2	9	7	6	3	4	8	1	5
3	4	8	1	5	9	6	2	7

Solution 390

Solution 390

2	4	7	8	1	9	5	6	3
3	1	5	2	6	4	7	8	9
9	6	8	3	5	7	2	1	4
6	8	2	4	9	5	3	7	1
5	9	3	1	7	8	6	4	2
4	7	1	6	3	2	8	9	5
8	3	9	5	4	6	1	2	7
1	2	4	7	8	3	9	5	6
7	5	6	9	2	1	4	3	8

Solution 391

6	3	8	7	2	4	9	5	1
2	9	4	6	5	1	7	8	3
7	1	5	8	3	9	4	6	2
9	6	7	3	4	2	8	1	5
3	4	2	5	1	8	6	9	7
5	8	1	9	7	6	2	3	4
4	7	6	1	9	3	5	2	8
1	2	9	4	8	5	3	7	6
8	5	3	2	6	7	1	4	9

Solution 392

5	8	3	1	7	6	4	9	2
7	9	6	5	4	2	1	3	8
2	1	4	8	9	3	7	5	6
4	3	1	7	8	9	2	6	5
6	5	9	2	3	1	8	4	7
8	2	7	4	6	5	3	1	9
1	6	2	3	5	8	9	7	4
3	4	5	9	2	7	6	8	1
9	7	8	6	1	4	5	2	3

Solution 393

7	9	5	1	4	6	2	8	3
2	8	6	9	5	3	7	4	1
4	1	3	8	2	7	9	6	5
3	4	8	6	1	9	5	2	7
1	5	2	4	7	8	6	3	9
6	7	9	5	3	2	8	1	4
9	2	1	7	8	4	3	5	6
8	6	4	3	9	5	1	7	2
5	3	7	2	6	1	4	9	8

Solution 394

4	3	5	1	6	8	9	7	2
6	2	1	9	4	7	3	5	8
7	8	9	3	2	5	4	6	1
9	4	6	5	1	3	2	8	7
1	5	8	2	7	4	6	3	9
2	7	3	8	9	6	1	4	5
5	1	7	6	3	2	8	9	4
3	9	4	7	8	1	5	2	6
8	6	2	4	5	9	7	1	3

Solution 395

4	7	5	1	9	2	6	3	8
2	1	3	7	6	8	5	4	9
8	6	9	3	5	4	2	7	1
9	4	7	2	8	5	1	6	3
5	3	6	9	4	1	7	8	2
1	8	2	6	3	7	4	9	5
6	2	4	8	1	3	9	5	7
3	9	1	5	7	6	8	2	4
7	5	8	4	2	9	3	1	6

Solution 396

Solution 396

2	1	9	4	6	5	3	7	8
7	8	6	3	1	2	9	5	4
4	5	3	9	7	8	2	6	1
1	9	5	8	4	7	6	3	2
6	4	2	5	3	9	8	1	7
3	7	8	1	2	6	5	4	9
5	2	7	6	8	4	1	9	3
8	6	1	7	9	3	4	2	5
9	3	4	2	5	1	7	8	6

Solution 397

2	4	1	9	3	8	5	7	6
3	9	8	6	5	7	1	2	4
6	7	5	4	2	1	3	8	9
4	2	6	8	9	3	7	5	1
8	5	7	1	4	6	2	9	3
9	1	3	5	7	2	4	6	8
5	8	9	2	1	4	6	3	7
7	6	4	3	8	5	9	1	2
1	3	2	7	6	9	8	4	5

Solution 398

Solution 398

4	1	7	5	2	6	9	8	3
9	3	6	8	1	4	5	2	7
8	2	5	3	7	9	1	4	6
2	9	3	6	8	5	4	7	1
7	6	1	4	9	2	3	5	8
5	8	4	7	3	1	2	6	9
1	7	9	2	5	8	6	3	4
3	4	2	1	6	7	8	9	5
6	5	8	9	4	3	7	1	2

Solution 399

1	9	8	2	3	7	6	5	4
3	2	5	4	9	6	8	7	1
4	7	6	1	8	5	3	9	2
7	3	4	5	1	9	2	8	6
9	6	2	7	4	8	5	1	3
8	5	1	3	6	2	9	4	7
2	4	3	8	5	1	7	6	9
6	8	7	9	2	4	1	3	5
5	1	9	6	7	3	4	2	8

Solution 400

6	2	7	5	1	8	3	9	4
5	4	1	2	9	3	6	8	7
3	8	9	4	7	6	1	5	2
4	7	8	1	2	9	5	3	6
9	5	6	7	3	4	8	2	1
1	3	2	6	8	5	4	7	9
2	6	3	9	5	1	7	4	8
7	1	5	8	4	2	9	6	3
8	9	4	3	6	7	2	1	5

Solution 401

4	5	6	3	1	2	7	9	8
8	3	2	9	6	7	1	5	4
9	1	7	8	4	5	6	3	2
3	7	5	2	8	1	4	6	9
1	4	8	5	9	6	3	2	7
2	6	9	4	7	3	5	8	1
7	2	3	1	5	8	9	4	6
6	8	4	7	3	9	2	1	5
5	9	1	6	2	4	8	7	3

Solution 402

5	2	9	7	4	1	8	6	3
6	3	7	8	2	9	1	5	4
4	1	8	5	6	3	9	2	7
2	6	3	9	7	4	5	8	1
8	4	1	6	3	5	2	7	9
7	9	5	2	1	8	3	4	6
3	8	4	1	5	6	7	9	2
9	7	6	3	8	2	4	1	5
1	5	2	4	9	7	6	3	8

Solution 403

4	8	9	6	5	3	2	1	7
7	3	1	9	8	2	4	5	6
6	5	2	7	4	1	9	8	3
9	1	3	2	6	7	5	4	8
2	7	5	4	1	8	6	3	9
8	6	4	5	3	9	7	2	1
1	9	7	3	2	5	8	6	4
5	4	8	1	9	6	3	7	2
3	2	6	8	7	4	1	9	5

Solution 404

9	2	3	1	4	6	8	7	5
7	4	8	3	5	9	1	6	2
6	1	5	2	8	7	3	4	9
8	3	1	5	9	4	7	2	6
2	5	9	6	7	1	4	3	8
4	7	6	8	2	3	9	5	1
3	6	7	9	1	5	2	8	4
1	8	4	7	6	2	5	9	3
5	9	2	4	3	8	6	1	7

Solution 405

2	4	8	9	5	6	1	3	7
5	7	6	3	2	1	9	8	4
1	9	3	4	8	7	6	2	5
4	2	5	7	1	3	8	9	6
8	3	1	6	9	5	4	7	2
7	6	9	2	4	8	3	5	1
3	1	7	8	6	2	5	4	9
6	8	4	5	7	9	2	1	3
9	5	2	1	3	4	7	6	8

Solution 406

2	9	5	1	3	6	7	4	8
4	8	6	5	7	2	3	1	9
7	3	1	4	8	9	5	6	2
8	6	2	9	1	3	4	7	5
3	7	9	6	4	5	2	8	1
5	1	4	7	2	8	6	9	3
6	4	3	2	9	1	8	5	7
1	2	7	8	5	4	9	3	6
9	5	8	3	6	7	1	2	4

Solution 407

7	6	3	5	2	4	9	8	1
4	8	5	6	1	9	3	7	2
2	9	1	7	3	8	4	6	5
1	2	7	8	5	3	6	9	4
8	3	9	1	4	6	5	2	7
6	5	4	2	9	7	1	3	8
5	1	8	3	6	2	7	4	9
3	4	2	9	7	5	8	1	6
9	7	6	4	8	1	2	5	3

Solution 408

6	3	2	5	4	1	8	7	9
7	4	9	6	8	3	5	1	2
5	8	1	2	7	9	6	4	3
3	2	7	1	6	5	4	9	8
1	5	6	4	9	8	3	2	7
8	9	4	7	3	2	1	6	5
2	6	3	9	5	4	7	8	1
4	1	8	3	2	7	9	5	6
9	7	5	8	1	6	2	3	4

Solution 409

2	4	7	6	1	3	5	9	8
8	6	5	7	4	9	1	2	3
3	1	9	2	8	5	7	4	6
7	3	8	1	5	4	9	6	2
4	2	6	3	9	7	8	1	5
5	9	1	8	2	6	3	7	4
1	5	2	4	7	8	6	3	9
9	7	3	5	6	2	4	8	1
6	8	4	9	3	1	2	5	7

Solution 410

Solution 410

3	1	2	9	4	7	6	5	8
8	5	6	3	2	1	4	7	9
7	9	4	5	8	6	2	3	1
5	3	1	6	9	4	8	2	7
2	6	9	8	7	3	5	1	4
4	8	7	1	5	2	9	6	3
6	4	8	7	1	5	3	9	2
1	2	5	4	3	9	7	8	6
9	7	3	2	6	8	1	4	5

Solution 411

8	6	5	9	2	3	1	7	4
3	9	7	5	1	4	6	8	2
2	1	4	6	7	8	9	3	5
1	4	3	7	9	5	2	6	8
5	8	2	4	3	6	7	1	9
9	7	6	2	8	1	5	4	3
4	3	9	1	6	2	8	5	7
6	2	8	3	5	7	4	9	1
7	5	1	8	4	9	3	2	6

Solution 412

6	5	3	8	4	9	1	2	7
7	2	8	1	5	6	3	9	4
1	4	9	7	3	2	5	8	6
8	3	4	6	2	7	9	5	1
2	1	7	3	9	5	4	6	8
5	9	6	4	1	8	2	7	3
4	6	5	2	7	1	8	3	9
3	8	2	9	6	4	7	1	5
9	7	1	5	8	3	6	4	2

Solution 413

6	9	2	1	8	5	3	7	4
3	4	1	6	2	7	9	5	8
8	5	7	3	9	4	1	6	2
2	8	4	7	3	1	6	9	5
9	3	6	4	5	2	7	8	1
1	7	5	9	6	8	4	2	3
4	1	8	2	7	6	5	3	9
5	6	3	8	1	9	2	4	7
7	2	9	5	4	3	8	1	6

Solution 414

7	3	5	9	4	1	2	8	6
4	2	1	8	7	6	3	9	5
6	9	8	2	5	3	1	4	7
2	5	3	7	9	4	6	1	8
1	4	9	3	6	8	7	5	2
8	6	7	5	1	2	9	3	4
5	8	6	1	2	9	4	7	3
3	1	4	6	8	7	5	2	9
9	7	2	4	3	5	8	6	1

Solution 415

6	2	8	5	9	7	1	3	4
7	1	5	8	3	4	6	9	2
9	4	3	1	2	6	8	5	7
2	6	4	7	5	1	3	8	9
8	9	7	2	6	3	4	1	5
3	5	1	4	8	9	2	7	6
5	7	6	3	1	2	9	4	8
1	8	2	9	4	5	7	6	3
4	3	9	6	7	8	5	2	1

Solution 416

Solution 416

7	9	8	2	6	1	4	5	3
4	3	6	7	9	5	8	1	2
1	5	2	3	4	8	7	9	6
6	7	3	1	8	2	5	4	9
5	2	1	4	7	9	6	3	8
8	4	9	5	3	6	2	7	1
9	8	5	6	1	4	3	2	7
2	1	7	8	5	3	9	6	4
3	6	4	9	2	7	1	8	5

Solution 417

5	4	3	2	6	9	1	7	8
6	7	2	1	5	8	4	3	9
9	1	8	7	4	3	6	5	2
4	2	9	8	1	5	3	6	7
3	6	1	9	7	2	5	8	4
8	5	7	4	3	6	2	9	1
7	9	5	6	2	1	8	4	3
2	8	6	3	9	4	7	1	5
1	3	4	5	8	7	9	2	6

Solution 418

Solution 418

2	1	8	5	9	3	7	6	4
4	5	6	2	7	8	9	3	1
3	7	9	1	6	4	5	2	8
8	2	4	3	1	5	6	7	9
9	3	5	7	8	6	4	1	2
7	6	1	4	2	9	8	5	3
1	4	7	9	5	2	3	8	6
5	8	3	6	4	1	2	9	7
6	9	2	8	3	7	1	4	5

Solution 419

3	4	5	1	9	7	2	8	6
6	7	1	4	8	2	9	5	3
9	8	2	5	3	6	7	1	4
4	5	3	8	6	9	1	7	2
1	9	7	2	5	4	6	3	8
8	2	6	7	1	3	4	9	5
5	6	4	3	7	1	8	2	9
2	1	8	9	4	5	3	6	7
7	3	9	6	2	8	5	4	1

Solution 420

1	5	8	2	3	6	9	4	7
6	7	3	4	5	9	2	8	1
4	9	2	7	1	8	3	5	6
9	1	5	8	4	3	6	7	2
3	2	4	5	6	7	1	9	8
8	6	7	9	2	1	4	3	5
2	8	9	1	7	4	5	6	3
7	3	1	6	9	5	8	2	4
5	4	6	3	8	2	7	1	9

Solution 421

1	5	4	7	3	6	8	9	2
2	6	3	9	4	8	1	7	5
7	9	8	5	1	2	6	3	4
3	7	5	6	8	4	2	1	9
9	2	1	3	7	5	4	8	6
8	4	6	1	2	9	3	5	7
5	8	9	4	6	1	7	2	3
4	1	7	2	9	3	5	6	8
6	3	2	8	5	7	9	4	1

Solution 422

1	4	9	5	3	6	8	2	7
5	6	7	4	8	2	1	3	9
2	3	8	1	7	9	5	6	4
8	2	6	7	9	4	3	5	1
4	5	3	6	1	8	9	7	2
7	9	1	2	5	3	4	8	6
6	1	2	3	4	5	7	9	8
3	8	4	9	6	7	2	1	5
9	7	5	8	2	1	6	4	3

Solution 423

4	5	6	2	9	3	8	7	1
9	2	8	7	6	1	4	5	3
3	1	7	5	8	4	9	6	2
2	8	3	1	5	6	7	4	9
5	9	1	4	2	7	3	8	6
7	6	4	8	3	9	1	2	5
8	3	2	9	7	5	6	1	4
1	7	9	6	4	2	5	3	8
6	4	5	3	1	8	2	9	7

Solution 424

7	1	2	3	5	9	6	4	8
3	8	4	6	2	1	7	9	5
5	6	9	8	7	4	2	3	1
9	2	5	7	1	3	4	8	6
8	7	1	4	6	5	3	2	9
4	3	6	2	9	8	1	5	7
1	4	3	9	8	6	5	7	2
2	5	8	1	3	7	9	6	4
6	9	7	5	4	2	8	1	3

Solution 425

7	8	4	2	9	3	1	5	6
5	6	3	7	4	1	8	9	2
9	2	1	5	6	8	3	4	7
2	3	7	1	8	5	9	6	4
1	4	6	3	7	9	5	2	8
8	9	5	6	2	4	7	3	1
6	5	8	9	1	2	4	7	3
4	7	9	8	3	6	2	1	5
3	1	2	4	5	7	6	8	9

Solution 426

7	3	4	9	1	5	2	8	6
9	5	8	3	2	6	1	4	7
6	1	2	4	8	7	9	3	5
4	6	3	8	7	1	5	2	9
5	9	7	2	4	3	6	1	8
2	8	1	6	5	9	4	7	3
1	4	9	7	6	8	3	5	2
3	7	5	1	9	2	8	6	4
8	2	6	5	3	4	7	9	1

Solution 427

7	4	5	1	2	8	6	9	3
3	1	2	4	9	6	5	8	7
6	9	8	7	3	5	2	1	4
2	7	3	8	1	9	4	5	6
1	5	6	3	7	4	8	2	9
4	8	9	5	6	2	7	3	1
9	2	1	6	8	7	3	4	5
8	6	4	9	5	3	1	7	2
5	3	7	2	4	1	9	6	8

Solution 428

3	8	4	5	7	6	1	9	2
2	5	6	1	4	9	8	7	3
7	1	9	8	3	2	6	4	5
5	6	1	7	9	3	2	8	4
4	2	8	6	5	1	9	3	7
9	3	7	2	8	4	5	6	1
6	9	3	4	2	5	7	1	8
8	4	5	9	1	7	3	2	6
1	7	2	3	6	8	4	5	9

Solution 429

2	9	5	1	7	6	3	4	8
8	1	3	9	4	2	7	5	6
7	6	4	8	5	3	9	2	1
4	7	1	3	6	8	2	9	5
6	8	2	7	9	5	1	3	4
5	3	9	4	2	1	6	8	7
9	2	8	6	1	4	5	7	3
3	5	6	2	8	7	4	1	9
1	4	7	5	3	9	8	6	2

Solution 430

Solution 431

7	4	6	1	3	2	8	5	9
9	8	5	4	6	7	3	2	1
1	3	2	5	9	8	4	6	7
3	9	7	2	1	4	6	8	5
4	5	1	8	7	6	9	3	2
6	2	8	3	5	9	1	7	4
2	6	9	7	8	1	5	4	3
5	1	4	6	2	3	7	9	8
8	7	3	9	4	5	2	1	6

Solution 431

3	8	2	6	7	5	9	1	4
4	5	6	8	9	1	3	2	7
1	9	7	4	2	3	5	8	6
9	4	8	2	5	6	7	3	1
6	1	3	9	4	7	2	5	8
2	7	5	3	1	8	6	4	9
8	6	4	7	3	2	1	9	5
5	2	9	1	6	4	8	7	3
7	3	1	5	8	9	4	6	2

Solution 432

3	1	8	5	6	4	7	9	2
4	7	6	3	2	9	8	5	1
2	9	5	1	8	7	4	3	6
5	4	7	9	3	6	1	2	8
8	2	9	7	4	1	5	6	3
1	6	3	2	5	8	9	4	7
7	5	4	6	1	2	3	8	9
9	8	2	4	7	3	6	1	5
6	3	1	8	9	5	2	7	4

Solution 433

8	6	4	1	7	2	3	5	9
3	7	9	5	6	8	1	4	2
5	2	1	3	9	4	6	8	7
6	8	7	4	1	5	2	9	3
4	5	2	9	3	7	8	1	6
9	1	3	2	8	6	4	7	5
7	3	8	6	4	9	5	2	1
2	9	6	8	5	1	7	3	4
1	4	5	7	2	3	9	6	8

Solution 434

2	7	6	3	4	5	9	8	1
5	4	8	6	1	9	3	2	7
3	1	9	2	7	8	4	5	6
6	3	4	9	5	7	8	1	2
8	5	1	4	2	3	6	7	9
7	9	2	8	6	1	5	3	4
1	2	3	5	9	6	7	4	8
9	8	7	1	3	4	2	6	5
4	6	5	7	8	2	1	9	3

Solution 435

2	3	6	8	7	5	4	1	9
8	9	5	6	1	4	3	2	7
7	1	4	3	9	2	5	8	6
9	8	7	4	3	6	1	5	2
3	6	1	5	2	7	9	4	8
4	5	2	1	8	9	7	6	3
6	7	8	9	5	1	2	3	4
5	4	9	2	6	3	8	7	1
1	2	3	7	4	8	6	9	5

Solution 436

Solution 436

6	9	4	8	5	1	2	3	7
3	1	2	7	4	6	9	5	8
8	5	7	9	2	3	6	4	1
2	4	9	1	3	8	5	7	6
1	7	3	6	9	5	4	8	2
5	8	6	2	7	4	1	9	3
7	3	1	4	6	9	8	2	5
9	2	8	5	1	7	3	6	4
4	6	5	3	8	2	7	1	9

Solution 437

6	2	5	3	1	7	4	9	8
4	3	7	2	8	9	5	1	6
9	1	8	4	5	6	7	2	3
5	4	9	6	7	2	3	8	1
2	8	6	1	3	4	9	5	7
3	7	1	5	9	8	6	4	2
7	9	4	8	2	3	1	6	5
8	5	3	9	6	1	2	7	4
1	6	2	7	4	5	8	3	9

Solution 438

Solution 438

3	5	8	2	6	1	4	9	7
1	4	7	3	5	9	8	2	6
2	9	6	7	4	8	1	5	3
8	6	3	4	7	2	5	1	9
5	2	9	8	1	3	6	7	4
4	7	1	6	9	5	2	3	8
9	3	4	1	2	6	7	8	5
7	1	5	9	8	4	3	6	2
6	8	2	5	3	7	9	4	1

Solution 439

3	6	7	8	2	4	5	1	9
2	5	4	3	1	9	8	6	7
1	9	8	7	6	5	3	2	4
5	3	2	1	4	7	9	8	6
8	4	1	9	3	6	2	7	5
6	7	9	2	5	8	4	3	1
7	2	6	5	9	3	1	4	8
4	1	5	6	8	2	7	9	3
9	8	3	4	7	1	6	5	2

Solution 440

5	7	2	6	3	4	8	9	1
4	1	3	5	8	9	2	6	7
6	8	9	7	2	1	5	3	4
1	4	6	3	7	2	9	5	8
7	3	5	1	9	8	4	2	6
2	9	8	4	5	6	1	7	3
3	6	4	2	1	5	7	8	9
8	2	1	9	6	7	3	4	5
9	5	7	8	4	3	6	1	2

Solution 441

8	3	2	7	1	5	6	4	9
4	1	9	3	6	8	7	5	2
7	6	5	2	9	4	8	1	3
1	4	7	5	8	2	9	3	6
5	2	8	6	3	9	4	7	1
3	9	6	4	7	1	5	2	8
2	5	3	9	4	6	1	8	7
6	8	4	1	2	7	3	9	5
9	7	1	8	5	3	2	6	4

Solution 442

1	7	2	3	6	8	5	9	4
8	6	9	1	5	4	2	7	3
5	3	4	2	9	7	8	6	1
7	2	1	4	8	6	3	5	9
6	5	3	9	1	2	7	4	8
4	9	8	5	7	3	6	1	2
9	1	6	8	2	5	4	3	7
3	8	5	7	4	1	9	2	6
2	4	7	6	3	9	1	8	5

Solution 443

5	2	6	3	8	7	1	4	9
1	4	7	5	6	9	3	8	2
8	9	3	4	1	2	7	6	5
4	1	8	7	3	5	2	9	6
2	6	9	1	4	8	5	7	3
3	7	5	2	9	6	4	1	8
7	8	4	9	5	3	6	2	1
6	3	2	8	7	1	9	5	4
9	5	1	6	2	4	8	3	7

Solution 444

3	8	7	5	1	2	6	9	4
2	9	6	3	8	4	5	7	1
5	1	4	6	7	9	8	2	3
7	2	1	8	5	3	4	6	9
6	4	9	7	2	1	3	8	5
8	3	5	4	9	6	2	1	7
9	6	3	1	4	8	7	5	2
4	7	2	9	6	5	1	3	8
1	5	8	2	3	7	9	4	6

Solution 445

4	5	7	1	2	9	6	3	8
9	6	8	3	7	5	2	1	4
3	1	2	8	4	6	7	9	5
6	3	1	2	5	4	9	8	7
8	2	4	7	9	1	5	6	3
5	7	9	6	3	8	4	2	1
2	8	5	4	6	3	1	7	9
1	9	6	5	8	7	3	4	2
7	4	3	9	1	2	8	5	6

Solution 446

4	1	6	2	3	5	8	9	7
8	2	7	1	6	9	3	5	4
5	3	9	8	4	7	6	2	1
1	8	5	7	2	6	4	3	9
2	6	4	9	1	3	5	7	8
7	9	3	5	8	4	2	1	6
6	7	1	3	5	8	9	4	2
9	5	8	4	7	2	1	6	3
3	4	2	6	9	1	7	8	5

Solution 447

8	2	5	4	3	7	6	9	1
4	6	3	9	5	1	8	2	7
9	1	7	8	6	2	3	4	5
5	3	6	1	2	8	4	7	9
2	7	4	5	9	3	1	8	6
1	9	8	7	4	6	2	5	3
6	5	2	3	7	4	9	1	8
3	8	9	2	1	5	7	6	4
7	4	1	6	8	9	5	3	2

Solution 448

6	3	8	2	4	7	1	5	9
4	7	2	5	9	1	8	6	3
5	1	9	3	6	8	2	7	4
2	9	4	1	7	5	3	8	6
1	8	7	9	3	6	5	4	2
3	6	5	4	8	2	7	9	1
8	5	1	6	2	4	9	3	7
7	4	3	8	1	9	6	2	5
9	2	6	7	5	3	4	1	8

Solution 449

4	8	3	2	6	7	1	5	9
7	1	2	9	3	5	8	4	6
6	9	5	8	4	1	3	7	2
2	3	9	1	5	4	7	6	8
1	4	8	7	2	6	9	3	5
5	7	6	3	8	9	4	2	1
8	2	1	6	7	3	5	9	4
9	5	7	4	1	2	6	8	3
3	6	4	5	9	8	2	1	7

Solution 450

Solution 450

7	9	6	3	1	5	2	8	4
4	5	1	6	2	8	7	9	3
8	2	3	4	7	9	5	6	1
9	1	7	2	3	6	4	5	8
5	4	2	9	8	7	3	1	6
6	3	8	1	5	4	9	7	2
3	7	4	5	6	1	8	2	9
1	8	9	7	4	2	6	3	5
2	6	5	8	9	3	1	4	7

Solution 451

6	7	2	5	1	3	4	8	9
8	1	5	4	9	2	6	3	7
3	4	9	7	8	6	5	1	2
1	6	4	3	5	9	2	7	8
5	3	7	6	2	8	9	4	1
9	2	8	1	4	7	3	6	5
4	8	1	2	6	5	7	9	3
7	5	6	9	3	1	8	2	4
2	9	3	8	7	4	1	5	6

Solution 452

1	7	4	6	5	3	2	9	8
2	8	9	1	7	4	3	5	6
6	3	5	2	9	8	1	4	7
5	2	7	4	1	9	6	8	3
9	6	1	3	8	7	4	2	5
3	4	8	5	6	2	7	1	9
4	1	6	9	3	5	8	7	2
8	5	2	7	4	6	9	3	1
7	9	3	8	2	1	5	6	4

Solution 453

8	4	2	9	7	6	1	5	3
5	6	7	2	3	1	8	9	4
9	3	1	8	4	5	2	7	6
1	8	9	4	6	2	7	3	5
3	7	6	1	5	8	4	2	9
4	2	5	7	9	3	6	1	8
2	5	4	6	1	9	3	8	7
6	9	8	3	2	7	5	4	1
7	1	3	5	8	4	9	6	2

Solution 454

7	5	3	6	8	1	2	4	9
8	1	2	5	4	9	3	6	7
4	6	9	7	3	2	5	1	8
9	3	1	8	2	6	4	7	5
5	8	4	3	1	7	9	2	6
6	2	7	4	9	5	8	3	1
1	4	8	9	7	3	6	5	2
3	7	6	2	5	8	1	9	4
2	9	5	1	6	4	7	8	3

Solution 455

2	4	1	8	9	3	7	5	6
5	7	9	6	4	1	2	3	8
3	8	6	2	5	7	4	1	9
4	2	5	3	8	9	6	7	1
1	3	7	4	2	6	8	9	5
9	6	8	7	1	5	3	2	4
7	5	4	9	6	2	1	8	3
6	9	2	1	3	8	5	4	7
8	1	3	5	7	4	9	6	2

Solution 456

Solution 456

3	5	4	2	6	1	7	8	9
1	7	2	8	4	9	5	6	3
8	9	6	7	5	3	4	1	2
5	3	9	6	7	2	1	4	8
2	6	7	1	8	4	3	9	5
4	1	8	3	9	5	2	7	6
7	8	1	5	2	6	9	3	4
6	4	5	9	3	7	8	2	1
9	2	3	4	1	8	6	5	7

Solution 457

6	3	1	5	8	4	2	7	9
8	5	7	2	1	9	6	3	4
2	4	9	3	7	6	5	1	8
4	9	5	8	3	1	7	6	2
1	6	2	7	4	5	9	8	3
3	7	8	9	6	2	1	4	5
7	2	6	4	9	8	3	5	1
5	1	4	6	2	3	8	9	7
9	8	3	1	5	7	4	2	6

Solution 458

Solution 458

4	6	2	8	9	1	7	5	3
5	3	8	2	7	6	9	4	1
1	9	7	5	4	3	8	2	6
6	1	3	4	8	5	2	7	9
8	5	9	6	2	7	1	3	4
7	2	4	1	3	9	5	6	8
3	7	5	9	6	8	4	1	2
2	8	1	3	5	4	6	9	7
9	4	6	7	1	2	3	8	5

Solution 459

7	5	8	3	9	2	6	1	4
4	9	6	5	8	1	7	3	2
2	3	1	6	7	4	8	9	5
9	6	2	1	5	3	4	7	8
5	1	4	7	6	8	3	2	9
3	8	7	4	2	9	1	5	6
8	2	3	9	1	6	5	4	7
1	7	9	8	4	5	2	6	3
6	4	5	2	3	7	9	8	1

Solution 460

4	9	2	5	3	8	1	6	7
7	1	6	4	9	2	8	3	5
8	3	5	6	1	7	9	2	4
5	2	8	1	7	6	3	4	9
1	6	3	8	4	9	7	5	2
9	7	4	2	5	3	6	1	8
3	4	1	7	8	5	2	9	6
2	5	7	9	6	1	4	8	3
6	8	9	3	2	4	5	7	1

Solution 461

4	6	7	3	5	9	8	2	1
9	1	5	6	8	2	3	4	7
2	3	8	7	1	4	9	5	6
3	2	6	4	9	5	1	7	8
1	7	4	8	6	3	2	9	5
8	5	9	2	7	1	6	3	4
7	4	2	1	3	8	5	6	9
5	8	3	9	4	6	7	1	2
6	9	1	5	2	7	4	8	3

Solution 462

7	2	4	1	8	6	9	5	3
9	5	1	3	2	7	8	4	6
6	8	3	5	4	9	2	7	1
5	3	9	2	7	8	6	1	4
4	6	8	9	5	1	3	2	7
2	1	7	4	6	3	5	9	8
3	4	2	6	1	5	7	8	9
1	7	6	8	9	2	4	3	5
8	9	5	7	3	4	1	6	2

Solution 463

9	3	5	8	7	4	6	2	1
7	1	4	3	6	2	9	8	5
2	8	6	9	5	1	7	4	3
1	2	8	4	3	6	5	9	7
3	6	7	2	9	5	8	1	4
4	5	9	1	8	7	3	6	2
5	9	2	7	1	8	4	3	6
6	4	3	5	2	9	1	7	8
8	7	1	6	4	3	2	5	9

Solution 464

9	5	1	4	3	7	2	8	6
2	3	7	8	6	5	1	9	4
4	8	6	1	2	9	3	5	7
6	1	8	2	5	4	7	3	9
7	4	2	3	9	8	5	6	1
5	9	3	6	7	1	4	2	8
3	6	4	9	1	2	8	7	5
8	7	9	5	4	3	6	1	2
1	2	5	7	8	6	9	4	3

Solution 465

2	1	4	6	3	5	7	9	8
7	6	5	4	9	8	3	1	2
8	9	3	1	2	7	6	5	4
3	5	1	9	4	6	8	2	7
6	7	9	3	8	2	5	4	1
4	2	8	5	7	1	9	6	3
5	4	7	2	6	3	1	8	9
1	3	2	8	5	9	4	7	6
9	8	6	7	1	4	2	3	5

Solution 466

5	9	2	8	1	3	6	7	4
7	3	4	2	6	9	5	1	8
1	8	6	7	4	5	2	9	3
3	4	9	5	8	6	7	2	1
2	5	8	1	7	4	3	6	9
6	7	1	9	3	2	8	4	5
4	2	3	6	9	8	1	5	7
9	6	7	3	5	1	4	8	2
8	1	5	4	2	7	9	3	6

Solution 467

3	5	9	2	6	7	4	1	8
8	2	1	3	5	4	6	9	7
4	6	7	1	8	9	5	3	2
2	8	6	4	1	3	7	5	9
1	9	5	6	7	2	3	8	4
7	3	4	8	9	5	2	6	1
9	1	2	5	4	6	8	7	3
6	4	8	7	3	1	9	2	5
5	7	3	9	2	8	1	4	6

Solution 468

3	2	4	5	8	1	6	7	9
7	6	5	4	3	9	8	2	1
8	1	9	6	2	7	3	4	5
2	8	6	3	5	4	1	9	7
1	9	3	2	7	6	4	5	8
5	4	7	1	9	8	2	3	6
9	5	2	8	6	3	7	1	4
6	7	1	9	4	2	5	8	3
4	3	8	7	1	5	9	6	2

Solution 469

7	4	1	6	9	5	2	3	8
8	9	2	1	4	3	5	7	6
5	3	6	8	2	7	4	1	9
2	8	4	5	1	6	7	9	3
1	5	3	4	7	9	6	8	2
6	7	9	3	8	2	1	5	4
4	6	5	9	3	1	8	2	7
3	2	8	7	5	4	9	6	1
9	1	7	2	6	8	3	4	5

Solution 470

Solution 470

1	3	2	8	4	5	6	9	7
7	8	5	2	6	9	1	3	4
4	6	9	7	1	3	5	8	2
5	9	7	4	3	6	2	1	8
3	1	4	9	2	8	7	6	5
8	2	6	5	7	1	3	4	9
6	5	8	3	9	2	4	7	1
2	4	1	6	8	7	9	5	3
9	7	3	1	5	4	8	2	6

Solution 471

8	5	4	2	9	1	7	3	6
6	1	3	7	4	5	2	8	9
7	2	9	3	8	6	4	5	1
3	4	1	6	2	7	8	9	5
5	9	6	4	3	8	1	2	7
2	7	8	1	5	9	3	6	4
4	8	5	9	7	2	6	1	3
9	6	7	8	1	3	5	4	2
1	3	2	5	6	4	9	7	8

Solution 472

7	2	1	3	5	9	8	4	6
8	6	3	2	4	1	5	9	7
9	5	4	7	6	8	2	3	1
5	4	9	8	1	7	3	6	2
2	3	6	4	9	5	1	7	8
1	8	7	6	2	3	9	5	4
6	9	5	1	8	4	7	2	3
4	7	8	5	3	2	6	1	9
3	1	2	9	7	6	4	8	5

Solution 473

5	9	4	2	7	8	6	1	3
1	2	6	4	9	3	7	8	5
8	3	7	5	6	1	2	4	9
9	8	2	6	4	7	3	5	1
7	1	3	9	8	5	4	2	6
4	6	5	1	3	2	9	7	8
3	4	8	7	1	9	5	6	2
6	5	1	3	2	4	8	9	7
2	7	9	8	5	6	1	3	4

Solution 474

3	8	7	4	2	1	5	6	9
2	9	1	5	8	6	3	7	4
6	4	5	3	7	9	2	1	8
4	6	8	2	5	7	9	3	1
5	3	2	9	1	4	6	8	7
1	7	9	8	6	3	4	2	5
8	2	3	1	9	5	7	4	6
9	1	6	7	4	2	8	5	3
7	5	4	6	3	8	1	9	2

Solution 475

6	9	8	5	4	3	1	7	2
1	7	5	6	9	2	4	8	3
2	4	3	8	7	1	5	9	6
7	2	4	1	5	9	6	3	8
8	1	6	3	2	4	7	5	9
5	3	9	7	6	8	2	1	4
3	5	1	4	8	6	9	2	7
4	8	2	9	1	7	3	6	5
9	6	7	2	3	5	8	4	1

Solution 476

Solution 476

5	3	9	4	2	8	7	1	6
4	1	2	9	6	7	3	5	8
8	7	6	1	5	3	2	4	9
3	6	1	5	4	2	9	8	7
9	4	5	7	8	6	1	3	2
2	8	7	3	1	9	4	6	5
7	9	8	6	3	4	5	2	1
1	2	3	8	7	5	6	9	4
6	5	4	2	9	1	8	7	3

Solution 477

7	6	1	4	5	2	3	8	9
3	4	8	1	9	7	6	5	2
9	2	5	8	6	3	1	7	4
5	9	4	6	2	8	7	1	3
6	8	2	3	7	1	9	4	5
1	7	3	9	4	5	2	6	8
4	3	6	7	8	9	5	2	1
2	1	7	5	3	4	8	9	6
8	5	9	2	1	6	4	3	7

Solution 478

Solution 478

5	7	1	6	3	4	8	2	9
2	3	8	9	1	5	7	4	6
6	9	4	2	8	7	3	1	5
4	8	5	1	6	3	2	9	7
1	6	7	4	2	9	5	3	8
3	2	9	7	5	8	1	6	4
9	4	3	5	7	2	6	8	1
7	1	2	8	4	6	9	5	3
8	5	6	3	9	1	4	7	2

Solution 479

2	5	3	4	8	9	7	1	6
9	6	1	5	7	3	8	4	2
4	7	8	2	6	1	5	9	3
3	2	7	1	5	4	9	6	8
1	4	6	7	9	8	3	2	5
8	9	5	6	3	2	1	7	4
7	3	4	8	1	6	2	5	9
6	1	9	3	2	5	4	8	7
5	8	2	9	4	7	6	3	1

Solution 480

3	8	2	1	9	6	4	7	5
7	5	9	2	4	8	1	6	3
6	4	1	5	7	3	8	2	9
4	9	5	8	1	2	6	3	7
1	7	3	4	6	5	9	8	2
8	2	6	7	3	9	5	4	1
5	1	7	6	2	4	3	9	8
2	3	4	9	8	1	7	5	6
9	6	8	3	5	7	2	1	4

Solution 481

2	7	8	4	1	3	6	9	5
5	6	3	8	2	9	4	1	7
1	9	4	6	5	7	8	2	3
9	1	2	5	8	6	7	3	4
7	8	5	2	3	4	9	6	1
4	3	6	7	9	1	2	5	8
3	4	9	1	6	8	5	7	2
8	5	1	9	7	2	3	4	6
6	2	7	3	4	5	1	8	9

Solution 482

5	6	9	1	4	7	8	2	3
8	2	4	6	3	5	9	7	1
3	1	7	9	2	8	4	6	5
4	5	1	3	9	6	7	8	2
6	3	8	5	7	2	1	4	9
7	9	2	4	8	1	5	3	6
1	7	5	2	6	4	3	9	8
2	4	3	8	1	9	6	5	7
9	8	6	7	5	3	2	1	4

Solution 483

5	2	8	3	9	7	1	6	4
6	4	1	8	2	5	3	9	7
9	3	7	1	6	4	8	2	5
4	8	2	5	3	1	6	7	9
3	9	5	7	8	6	2	4	1
7	1	6	2	4	9	5	3	8
2	6	4	9	5	8	7	1	3
1	5	3	4	7	2	9	8	6
8	7	9	6	1	3	4	5	2

Solution 484

9	4	1	3	7	8	2	5	6
3	8	2	9	5	6	4	1	7
7	5	6	2	4	1	3	8	9
8	3	5	7	9	2	1	6	4
2	1	9	5	6	4	8	7	3
4	6	7	8	1	3	9	2	5
1	7	3	4	8	5	6	9	2
6	9	4	1	2	7	5	3	8
5	2	8	6	3	9	7	4	1

Solution 485

2	3	7	8	6	4	5	1	9
1	8	9	5	2	7	3	4	6
6	4	5	9	3	1	8	7	2
9	1	6	2	7	5	4	8	3
3	5	4	6	9	8	7	2	1
8	7	2	1	4	3	6	9	5
4	9	3	7	5	2	1	6	8
5	6	8	4	1	9	2	3	7
7	2	1	3	8	6	9	5	4

Solution 486

3	4	1	7	5	9	6	2	8
7	5	8	6	2	1	3	4	9
6	2	9	4	3	8	1	5	7
9	7	5	8	1	3	2	6	4
8	6	2	9	4	5	7	1	3
4	1	3	2	6	7	9	8	5
1	3	6	5	7	4	8	9	2
2	9	4	3	8	6	5	7	1
5	8	7	1	9	2	4	3	6

Solution 487

7	2	5	9	4	1	8	3	6
1	6	8	2	5	3	7	4	9
3	4	9	7	6	8	2	5	1
6	3	2	5	9	4	1	7	8
4	5	1	6	8	7	3	9	2
8	9	7	1	3	2	4	6	5
2	8	6	4	7	9	5	1	3
5	7	3	8	1	6	9	2	4
9	1	4	3	2	5	6	8	7

Solution 488

5	4	3	6	1	2	7	8	9
8	1	6	4	9	7	5	2	3
2	7	9	3	5	8	1	4	6
7	8	4	1	3	5	9	6	2
1	3	5	2	6	9	4	7	8
6	9	2	8	7	4	3	1	5
3	5	1	7	2	6	8	9	4
4	6	7	9	8	3	2	5	1
9	2	8	5	4	1	6	3	7

Solution 489

4	5	7	2	6	3	1	9	8
1	2	9	8	7	5	3	4	6
3	6	8	4	9	1	5	7	2
2	7	5	1	4	8	9	6	3
8	4	6	9	3	7	2	5	1
9	3	1	5	2	6	4	8	7
5	8	2	6	1	9	7	3	4
6	1	3	7	5	4	8	2	9
7	9	4	3	8	2	6	1	5

Solution 490

Solution 490

2	4	6	8	5	1	7	9	3
8	9	3	7	6	4	2	5	1
1	5	7	2	3	9	4	8	6
6	2	5	3	1	8	9	7	4
3	1	8	9	4	7	6	2	5
9	7	4	6	2	5	3	1	8
4	8	9	5	7	3	1	6	2
5	6	1	4	9	2	8	3	7
7	3	2	1	8	6	5	4	9

Solution 491

3	5	2	1	9	7	4	8	6
1	9	6	3	4	8	5	7	2
4	7	8	5	6	2	1	3	9
2	1	3	6	5	4	7	9	8
7	8	4	9	2	3	6	5	1
5	6	9	7	8	1	2	4	3
9	2	7	4	3	6	8	1	5
6	4	5	8	1	9	3	2	7
8	3	1	2	7	5	9	6	4

Solution 492

3	7	2	6	4	5	8	9	1
1	8	5	3	7	9	6	2	4
9	6	4	2	8	1	5	3	7
4	1	8	5	6	2	3	7	9
6	9	7	4	1	3	2	5	8
5	2	3	8	9	7	4	1	6
2	4	1	7	3	8	9	6	5
8	3	9	1	5	6	7	4	2
7	5	6	9	2	4	1	8	3

Solution 493

6	1	5	4	9	3	7	2	8
4	2	3	8	6	7	5	1	9
8	7	9	1	5	2	4	6	3
9	5	1	6	2	4	3	8	7
2	3	6	9	7	8	1	5	4
7	4	8	3	1	5	6	9	2
1	9	4	2	3	6	8	7	5
3	6	7	5	8	9	2	4	1
5	8	2	7	4	1	9	3	6

Solution 494

9	4	3	2	7	5	1	8	6
5	1	2	3	6	8	9	4	7
6	7	8	1	4	9	5	2	3
3	6	4	8	9	2	7	5	1
2	9	7	4	5	1	3	6	8
1	8	5	7	3	6	4	9	2
8	2	9	5	1	3	6	7	4
4	3	6	9	2	7	8	1	5
7	5	1	6	8	4	2	3	9

Solution 495

7	8	4	2	1	5	9	6	3
5	2	3	7	6	9	8	1	4
1	9	6	3	8	4	2	5	7
9	1	5	4	7	6	3	2	8
3	4	7	1	2	8	6	9	5
2	6	8	9	5	3	4	7	1
4	5	9	6	3	1	7	8	2
6	7	1	8	4	2	5	3	9
8	3	2	5	9	7	1	4	6

Solution 496

Solution 496

4	2	5	6	3	7	1	9	8
9	3	6	4	1	8	5	2	7
7	8	1	2	9	5	3	6	4
3	4	8	5	7	9	2	1	6
6	1	2	3	8	4	7	5	9
5	7	9	1	6	2	8	4	3
2	5	7	9	4	3	6	8	1
8	6	4	7	5	1	9	3	2
1	9	3	8	2	6	4	7	5

Solution 497

2	8	4	6	9	7	1	5	3
7	9	3	2	1	5	8	4	6
1	6	5	3	4	8	2	9	7
5	3	6	8	2	4	9	7	1
4	7	2	9	5	1	3	6	8
8	1	9	7	3	6	4	2	5
6	5	1	4	8	9	7	3	2
9	2	8	5	7	3	6	1	4
3	4	7	1	6	2	5	8	9

Solution 498

Solution 498

8	6	2	4	5	9	7	1	3
4	3	9	6	7	1	5	8	2
1	7	5	2	8	3	9	6	4
5	8	3	9	1	6	2	4	7
7	4	6	5	2	8	3	9	1
9	2	1	3	4	7	8	5	6
6	1	7	8	9	2	4	3	5
3	9	4	7	6	5	1	2	8
2	5	8	1	3	4	6	7	9

Solution 499

6	8	5	9	4	2	3	1	7
4	1	7	3	6	8	9	5	2
3	2	9	1	5	7	8	6	4
9	6	2	7	8	5	1	4	3
1	3	8	4	9	6	7	2	5
5	7	4	2	1	3	6	8	9
7	4	1	8	2	9	5	3	6
2	5	3	6	7	1	4	9	8
8	9	6	5	3	4	2	7	1

Solution 500

8	6	4	5	9	2	1	7	3
1	3	2	8	4	7	9	5	6
9	5	7	1	6	3	2	4	8
7	2	9	3	8	5	6	1	4
6	8	3	9	1	4	7	2	5
4	1	5	7	2	6	8	3	9
5	9	1	2	3	8	4	6	7
3	4	8	6	7	1	5	9	2
2	7	6	4	5	9	3	8	1

www.ingramcontent.com/pod-product-compliance
Lightning Source LLC
Chambersburg PA
CBHW060422220526
45465CB00008B/2985

* 9 7 9 8 6 6 3 9 0 8 4 7 4 *